四川省科技厅项目基金资助
项目代码:0040405301115

医院科研效率与服务效率的关系研究

基于市级三甲医院的实证分析

方爱平　曾陈娟◎著

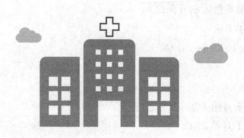

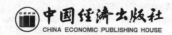

中国经济出版社
CHINA ECONOMIC PUBLISHING HOUSE

·北京·

图书在版编目（CIP）数据

医院科研效率与服务效率的关系研究：基于市级三甲医院的实证分析/方爱平，曾陈娟著．
北京：中国经济出版社，2017.7（2024.1 重印）
ISBN 978－7－5136－4767－0

Ⅰ.①医… Ⅱ.①方… ②曾… Ⅲ.①医院—科学研究—关系—卫生服务—研究—中国 Ⅳ.①R199.2 ②R197.32

中国版本图书馆 CIP 数据核字（2017）第 161545 号

责任编辑　牛慧珍
责任印制　马小宾
封面设计　任燕飞工作室

出版发行　中国经济出版社
印　刷　者　大连图腾彩色印刷有限公司
经　销　者　各地新华书店
开　　　本　710mm×1000mm　1/16
印　　　张　14.25
字　　　数　210 千字
版　　　次　2017 年 7 月第 1 版
印　　　次　2024 年 1 月第 2 次
定　　　价　68.00 元

广告经营许可证　京西工商广字第 8179 号

中国经济出版社　网址 www.economyph.com　社址 北京市东城区安定门外大街 58 号　邮编 100011
本版图书如存在印装质量问题，请与本社销售中心联系调换（联系电话：010-57512564）

前 言

随着医疗科研技术的发展与创新，我国医药卫生体制进行了深入改革，为人民群众提供有效的、安全的、便捷的医疗服务一直是医疗工作的宗旨，同时也是社会各界对医院提出的要求。当前我国市级三甲医院集中了大部分国内优质的卫生资源，由于我国不同地域医疗卫生机构具有不同的卫生经济政策环境，因此市级三甲医院内部的资源管理与配置的机制存在差异，用于医院服务与科研投入的要素与产出质量同样也存在很大区别。市级三甲医院如何通过科研效率提升、提高医务人员医疗技术水平，不断改善疾病以及疑难杂症的诊断与治疗方法，提高医疗服务效率与质量，在减轻病人看病成本的条件下真正为病人解除疾苦，已成为我国市级三甲医院应解决的重大问题。

本书在梳理分析国内外相关文献、深入研究国内外相关理论与实践的基础上，试图探讨市级三甲医院科研效率与服务效率的关系，为卫生行政管理部门正确决策提供理论依据，同时为解决目前医疗费用持续增长、不断加剧的医患矛盾以及排长队、看病难等现实问题寻找切实可行的途径。由此，本书需要解决的问题是：

（1）什么是医院科研效率，什么是医院服务效率？国内市级三甲医院科研与服务效率现状如何？

（2）医院科研效率与医院服务效率的评价要素是什么？如何对医院科研与服务效率进行评价？

（3）科研效率对服务效率具有怎样的关系？科研效率对服务效率的影响因素是什么？

（4）如何验证科研对服务的影响作用？

为了解决以上提出的问题，本书从以下几个方面展开研究：

（1）在回顾国内外相关研究的基础上，提出医院服务与科研效率的概念；在论述国内外相关理论与模型的基础上，建立医院服务效率与科研效率分析的理论框架。

（2）确定科研效率与服务效率评价各指标要素，对国内医院科研与服务效率的现状与特点进行剖析，提出目前我国市级三甲医院服务效率与科研效率存在的问题，为后面章节的研究奠定基础。

（3）运用数据包络分析法（Date Envelopment Analysis，DEA）与Malmquist指数方法从静态效率和动态效率两个角度对市级三甲医院科研效率与服务效率进行评价分析，同时对科研效率与服务效率的关系进行相关性分析；在科学技术是生产力的理论基础上提出科研对服务影响的研究假设，运用多元回归法深入剖析科研效率对服务效率的影响因素，为今后卫生行政部门针对性调整市级三甲医院医疗科研技术与医疗服务资源配置提供新的政策思路和实证支持。

（4）运用案例分析法验证医院科研效率与服务效率的关系。

本书得到以下研究结论：

结论一：构建了医院科研效率与服务效率评价指标体系

筛选确定了科研投入指标：科研经费、科研人员数和院科研设备；科研产出指标：科研立项数、人才培养数、科研成果发表数和专利数；服务投入指标：职工人数、开放病床数、医院支出和政府投入；服务产出指标：门诊服务量、急诊服务量、住院服务量和医院总收入。

结论二：运用DEA法与Malmquist指数法评价分析服务效率与科研效率

基于DEA法评价市级三甲医院服务效率与科研效率静态变化趋势，结果显示：东部地区有16家医院服务与科研总体有效，中部地区有10家医院服务与科研总体有效，西部地区同样有10家医院服务与科研总体有效。

基于Malmqusit指数法评价市级三甲医院科研效率与服务效率动态变化趋势，结果显示：从整体平均值结果来看，2005—2013年，近10

年来，虽然市级三甲医院的科研效率与服务效率都在不断增加，但增长速度相对来说比较缓慢，在医院未来发展中，需要通过对医院的整体服务技术水平的提高，来促使服务效率的提高。

结论三：实证分析科研效率与服务效率的关系

研究科研效率与服务效率的相关性，结果显示：

（1）科研总体效率对服务总体效率呈正相关性，研究假设 H1a 得到验证；

（2）科研技术效率对服务技术效率呈正相关性，研究假设 H1b 得到验证；

（3）科研规模效率对服务规模效率呈正相关性，研究假设 H1c 得到验证。

综合上述结果显示：研究假设 H1 得到验证。

在对医院科研效率与服务效率相关性分析的基础上，研究科研效率对医院服务效率的影响因素，结果显示：

（1）科研经费投入对医院门诊服务量具有正相关关系，科研人员、科研设备对门诊服务量不具有显著影响。研究假设 H2a 得到部分验证。

（2）科研经费投入对医院急诊服务量具有正相关关系，科研人员、科研设备对急诊服务量不具有显著影响。研究假设 H2b 得到部分验证。

（3）科研经费投入对医院住院服务量具有正相关关系，科研人员、科研设备对住院服务量不具有显著影响。研究假设 H2c 得到部分验证。

（4）科研经费投入对医院收入不具有显著影响，科研人员、科研设备对医院收入具有正相关关系。研究假设 H2d 得到部分验证。

综合上述结果显示：研究假设 H2 得到部分验证。

（1）科研立项、人才培养以及成果发表量对医院门诊服务量产生正相关关系，而专利数量对门诊服务量不具有显著影响。研究假设 H3a 得到部分验证。

（2）科研立项、人才培养以及成果发表量对医院急诊服务量产生正相关关系，而专利数量对急诊服务量不具有显著影响。研究假设 H3b 得到部分验证。

（3）科研立项、人才培养以及成果发表量对医院住院服务量产生正相关关系，而专利数量对住院服务量不具有显著影响。研究假设 H3c 得到部分验证。

（4）科研立项、人才培养以及成果发表量对医院门收入产生正相关关系，而专利数量对住院服务量不具有显著影响。研究假设 H3d 得到部分验证。

综合上述结果显示：研究假设 H3 得到部分验证。

（1）科研经费、科研人员以及科研设备对医院职工人数不产生显著影响。研究假设 H4a 没有得到验证。

（2）科研经费、科研人员以及科研设备对开放病床数不产生显著影响。研究假设 H4b 没有得到验证。

（3）科研经费、科研人员以及科研设备对医院支出有负相关关系。研究假设 H4c 得到验证。

（4）科研经费、科研人员以及科研设备对政府支出具有负相关关系。研究假设 H4d 得到验证。

综合上述结果显示：研究假设 H4 得到部分验证。

（1）科研立项、人才培养、成果发表、专利数对医院职工人数不产生显著影响。研究假设 H5a 没有得到验证。

（2）科研立项、人才培养、成果发表、专利数对开放病床数不产生显著影响。研究假设 H5b 没有得到验证。

（3）科研产出中科研立项、人才培养、成果发表对医院支出有负相关关系，专利数对医院支出不产生显著影响。研究假设 H5c 得到部分验证。

（4）科研产出中科研立项、人才培养、成果发表对政府投入具有负相关关系，专利数对政府投入不产生显著影响。研究假设 H5d 得到部分验证。

综合上述结果显示：研究假设 H5 得到部分验证。

结论四：运用案例分析验证科研效率与服务效率的关系

案例分析中，某市级三甲医院在管理科研效率时采取的一系列激励政策，对科研效率具有显著性的促进作用，同时服务效率也呈现增长趋势。本书的研究结论认为促进科研效率增加的同时，服务效率也随之增加。因此，案例医院的科研激励政策促进科研效率提高，同时服务效率也得到提升，从而验证了本书结论。

本书的主要创新在于：

（1）首次运用 DEA 模型与 Malmqusit 指数评价法对国内市级三甲医院 2005—2013 年服务与科研数据进行分析评价，对国内医疗服务与科研效率评价的发展进行了较为全面的总结。

（2）本书对市级三甲医院服务效率与科研效率进行了实证研究，建立了较为全面的医院服务与科研评价实证研究体系，弥补了以前相关领域研究中理论多而实证少的缺陷。

（3）本书以国内市级三甲医院为研究对象，首次建立了科研效率对服务效率的影响因素实证分析体系，为今后从科研角度更深入研究对服务效率的影响机制奠定了基础，是对医院科研效率与服务效率研究体系的一次创新拓展。

（4）初步尝试建立系统化的市级三甲医院科研效率与服务效率关系理论分析框架，为处于医疗卫生体制改革时期的中国如何选择适当的改革路径与步骤，提高医院服务效率，加快科研发展，提供了相应的政策性建议。

| PREFACE |

With the development and innovation of medical science and technology, China's medical and health system conducted in – depth reform, for the masses and provide effective, safe and convenient medical services has been the medical purpose, but also the social from all walks of life to the hospital requirements. The current our country municipal hospital concentrated the majority of domestic high-quality health resources, because of different local medical institutions in China environmental hygiene economic policy is different, so the different mechanism of resource management and allocation of internal municipal hospital, hospital services and scientific input factors and output quality also exist great difference. Municipal hospital how to improve efficiency of scientific research level of medical technology, medical personnel, and continuously improve the disease and Difficult miscellaneous diseases diagnosis and treatment methods, to improve the efficiency and quality of medical services; in reducing cost under the conditions of real lift pain for patients, has become the major problems to be solved in our country municipal hospital.

In this study, combing through the analysis of domestic and foreign literature, based on in-depth study of foreign and domestic theory and practice, attempts to discuss the factors affecting the service efficiency of municipal hospital from the angle of scientific research, at the same time, to solve the medical expenses are increasing, increasing patient contradiction and queues, see a doctor difficult problems to find the feasible way. Thus, the research questions are:

(1) what is the hospital scientific research efficiency, what is the hospital service efficiency? How about the status of scientific research and the service efficiency of domestic municipal hospital?

(2) what is the evaluation factors of service efficiency and hospital scientific research? How to appraise the efficiency of hospital scientific research and service?

(3) the efficiency of scientific research is how to influence on the efficiency of the service? What are the factors that affect the efficiency of scientific research on the efficiency of the service?

(4) how to verify the effect of scientific research on the role of service?

In order to solve the above questions, this article launches the research from the following aspects:

(1) Based on literature review of relevant research at home and abroad, based on the foreign and domestic theory and model, establish the theoretical framework for the analysis of hospital service efficiency and efficiency of scientific research.

(2) Determine the efficiency of scientific research and service efficiency evaluation of each index factor, current situation and characteristics of scientific research and the service efficiency of the hospital to carry on the analysis, at present, the municipal hospital service efficiency and efficiency of scientific research problems, to lay the foundation for the research in the following chapters.

(3) Using DEA and Malmquist index analysis to evaluate the municipal hospital scientific research efficiency and service efficiency from two aspects of static and dynamic efficiency change, at the same time effect on the research efficiency and service efficiency were analyzed; use multiple regression analysis influencing factors of efficiency of scientific research on

service efficiency.

(4) The use of case analysis method to verify the function of scientific research efficiency of hospital service efficiency.

This paper has the following conclusions:

Conclusion one: Construction of hospital scientific research efficiency and service efficiency evaluation index system

Scientific input indicators: research funding, research staff and research equipment; scientific output indicators: the number of scientific research, personnel training, scientific publication number and the number of patents. The service input indicators: number of employees, open beds, hospital expenditures and government investment; service output indicators: outpatient service, emergency service, hospital of total revenue service and hospital.

Conclusion Two: DEA and Malmquist using two method to analyze the efficiency of service and efficiency of scientific research.

Display DEA results: the eastern area of 16 hospitals at the same time, service and research the overall effective, the central area of 10 hospitals service and scientific research are generally effective, the western region also has 10 hospitals service and scientific research are the overall effective.

Display Malmquist results: from the overall average results, from 2005—2013, in the past 10 years, although the municipal hospital scientific research efficiency and service efficiency are constantly increasing, but the rate of growth is relatively slow.

Conclusion three: the empirical analysis of the impact the efficiency of scientific research on service efficiency

Results show:

(1) the overall efficiency of the scientific research on the service overall efficiency was positively correlated with H1a, the research hypothesis is verified;

（2）the efficiency of scientific research and technology service technical efficiency was positively correlated with H1b, the research hypothesis is verified;

（3）the scale of scientific research efficiency of the service scale efficiency was positively correlated with H1c, the research hypothesis is verified. Hypothesis H1 is verified.

Based on analysis of hospital scientific research efficiency and service efficiency on the correlation factors affecting the efficiency of scientific research, the results show:

（1）Research funding has positive correlation to the hospital outpatient service quantity, scientific research personnel, scientific research equipment for outpatient services do not have significant impact, Hypothesis H2a was partially validated.

（2）Research funding has positive correlation to the hospital emergency services, scientific research personnel, scientific research equipment for the emergency services do not have significant impact, Hypothesis H2b was partially validated.

（3）Research funding for hospital services have a positive correlation, scientific research personnel, scientific research equipment has no significant effect on hospital services, the research hypothesis, H2c has been partially verified hypothesis.

（4）Research funding has not significant effect on hospital revenues, scientific research personnel, scientific research equipment has positive correlation to the hospital income, H2d has been partially verified hypothesis.

The results showed: H2 has been partially verified hypothesis.

（1）Scientific research, personnel training and published volume is positively related to hospital outpatient service quantity; and the number of patents on outpatient service quantity does not have a significant impact. Hypothesis H3a was partially validated.

(2) Scientific research, personnel training and published volume is positively related to hospital emergency services, and the number of patents for emergency services do not have significant impact. Hypothesis H3b was partially validated.

(3) Scientific research, personnel training and published volume is positively related to the hospital service quantity, and the number of patents for hospital services do not have significant impact. Hypothesis H3c was partially validated.

(4) Scientific research, personnel training and published volume is positively related to the hospital income; and the number of patents for hospital services do not have significant impact. Hypothesis H3d was partially validated.

The results showed: H3 has been partially verified hypothesis.

(1) Research funding, scientific research personnel and scientific research equipment does not have significant influence on the number of staff and workers hospital. Hypothesis H4a not confirmed.

(2) Research funding, scientific research personnel and scientific research equipment for open beds do not have a significant impact. Hypothesis H4b not confirmed.

(3) Research funding, scientific research personnel and scientific research equipment has negative correlation with the hospital expenditure. Hypothesis H4c is verified.

(4) Research funding, scientific research personnel and scientific research equipment has negative correlation with government spending. Hypothesis H4d is verified.

The results showed: H4 has been partially verified hypothesis.

(1) Scientific research, personnel training, published, patent number on the number of staff and workers hospital does not have a significant impact, Hypothesis H5a not confirmed.

（2）Scientific research, personnel training, publications, patents on the open beds do not have a significant impact, Hypothesis H5b not confirmed.

（3）Scientific research output in personnel training, scientific research projects, published has negative correlation with the hospital expenditure, do not have a significant impact on the number of patents in hospital expenditures, Hypothesis H5c was partially validated.

（4）Scientific research output in personnel training, scientific research projects, published has negative correlation with government investment, patent number on the government investment does not produce significant effect. Hypothesis H5d was partially validated.

The results showed：H5 has been partially verified hypothesis.

Conclusion four：the use of case analysis four verify the efficiency of scientific research on service efficiency

In the case analysis of a municipal hospital in the management of scientific research in the practice, the people-oriented, strengthening mechanism construction of scientific research innovation；promoting management innovation；while the implementation of science and technology achievements transformation system and incentive measures, realize the optimum distribution of scientific research resources invested and the maximum output of scientific research, which has significant effect on the efficiency and service quality of hospital services.

The main innovations of this paper：

（1）This thesis makes a comparative analysis on the present situation of medical service and scientific research, using DEA model and Malmqusit index evaluation method for the first time on the 2005 domestic municipal hospital between 2013 service and scientific data analysis and evaluation, the evaluation of medical service and the efficiency of research the domestic development of a more comprehensive summary.

(2) This thesis makes an empirical study of the efficiency of medical services and the efficiency of scientific research, establish the research system of hospital service and scientific research evaluation more comprehensive, making up defect related fields research in theoretical and empirical less.

(3) The thesis of domestic municipal hospital as the research object, according to the factors influencing the efficiency of scientific research on hospital service efficiency of the special, in-depth research, and the correlation between the two was discussed, first constructs the model study of influence of efficiency of scientific research on service efficiency factors, lay the foundation for the future in terms of scientific research more in-depth studies on the effects of service efficiency, is the development of an innovation of hospital scientific research and service efficiency of the system.

(4) The preliminary theory of trial efficiency and service efficiency of scientific research and establish a systematic analysis framework, as in the medical and health system reform period China, how to choose the path of reform and appropriate steps, improve the efficiency of hospital services, accelerate the research and development, provide the corresponding policy recommendations.

⎢目 录⎢

第1章

绪　论

21世纪随着医疗技术的发展与创新，我国医药卫生体制进行了深入改革，医学科研研究是当前我国卫生事业发展研究的重要课题。为人民群众提供有效的、安全的、便捷的服务一直是医务工作者的宗旨，同时也是社会各界对医院提出的要求。鉴于此，医院如何通过科研提高医务人员医疗技术水平，不断改善疾病以及疑难杂症的诊断与治疗方法，提高医疗服务效率，在降低病人就医成本的前提下真正为病人解除疾苦，提供高质量的医疗服务，已成为我国医疗卫生界学者们关注的焦点。

1.1　研究背景和问题提出

1.1.1　研究背景

在医院体制改革浪潮的推进下，当前我国市级三甲医院集中了大部分国内优质的卫生资源，但我国不同地域医疗卫生机构有不同的卫生经济政策环境，医院内部的资源管理机制也不同，用于医院服务投入的要素与质量同样也存在很大差异。由于医院医疗资源投入与分布的不平衡，而导致我国市级三甲医院医疗服务存在以下问题，例如：

（1）医院人力资源成本增加迅速，但医疗队伍中医务人员学历及素质改善不明显，而且高学历医务人员辞职率高，流动性大，主要流向经济发展相对迅速的东部地区。

（2）由于国内市级三甲医院普遍存在的多数高职称、高年资、低学历的现象，降低了医院对于医学前沿知识与技术的学习研究能力，从而影响了服务质量与效率的提高，使医院不能稳定留住服务对象，这种现在经济发展相对落后的地区表现特别明显。

（3）医院内部激励机制不完善，在医院内部，各科室内部没有科学标准的科研与服务评价体系，大多数医务工作者缺乏继续学习该专业领域前沿知识，挑战科研难题的斗志；同时由于缺乏专科学术领军人，从而使医务工作者的专业诊疗水平无法及时提高，对疾病诊疗针对性不强，对疑难杂症束手无策，甚至由于经验主义导致重复发生医疗事故，大大降低了医疗服务效率和质量、排队长、就诊难的问题无法得到有效解决，激化了医患矛盾。

（4）国内市级三甲医院不断从医院就医流程、提高医德医风、地理位置以及保险制度等病人的基本需求方面着手研究讨论并实施提高医疗服务效率的策略，但这些因素对于提高医院服务效率的实践工作参考价值十分有限。

从市级三甲医院存在的这些问题中可以发现：

（1）无论公立医院还是私立医院医疗服务的竞争实际上是人才与医疗水平的竞争。因此，医院在改变基本服务的基础上，应重点解决治病救人的核心本质问题，即提高医院医疗技术水平。

（2）市级三甲医院提高医疗服务效率的本质应该是加强科研创新，提高医务人员医疗技术水平，从而提升医院服务效率与服务质量。

（3）要提高市级三甲医院服务效率，首先要正确评价医院服务效率，只有充分了解医院服务效率中投入与产出各项要素，才能真正探索提高服务效率的方法。

本书依托深圳市科技计划局重点研究项目《深圳市医学科技水平发展机制的研究》，具备前期研究基础，能提供其他城市卫生年鉴数据，具有一定数据统计分析能力。

1.1.2　问题提出

基于以上研究背景，本书试图从科研的角度讨论市级三甲医院服务效率的影响因素，为卫生行政管理者部门正确决策提供理论依据，同时为解决目前医疗费用持续增长、不断加剧的医患矛盾以及排长队、看病难等现实问题寻找切实可行的途径。由此，本书需要解决的问题是：

（1）什么是医院科研效率，什么是医院服务效率？科研效率与服务效率的评价要素是什么？运用投入与产出要素表示医院科研效率与服务效率，并明确各投入与产出要素，是整个研究需要解决的首要问题。

（2）国内市级三甲医院科研与服务效率现状如何？了解国内目前市级三甲医院服务与科研效率基本情况，服务效率要素偏低的地区主要原因所在？科研效率各要素的情况如何？科研效率高低是否影响服务效率？

（3）如何对医院科研与服务效率进行评价？从静态效率与动态效率两个角度分别探讨医院科研与服务效率。同时对科研效率与服务效率进行相关性分析，明确科研效率对服务效率具有怎样的关系？科研效率各要素如何影响服务效率各因素？通过实证研究来回答科研效率对服务效率的影响因素。

（4）通过科研提高医院服务效率的策略有哪些？对于市级三甲医院，通过科研提高医疗服务效率，从而解决提高医疗服务质量，具有重要的现实意义。

1.2 研究目的

为了能解决人民最关心、最直接、最现实的利益问题，解决病有所医的民生之忧，提高人民健康水平。市级三甲医院作为我国医学专业知识与技术的实体更需要专业技术力量的提升，将科技成果转化为生产力，为病人提供优质高效率服务的同时也为医院良好的运营创造基础。

因此，针对我国市级三甲医院面对的现实问题，本书尝试运用 DEA 模型与 Malmqusit 指数评价法对国内市级三甲医院的服务效率与科研技术效率进行实证研究，并进一步运用相关性分析、回归方法深入剖析科研效率对服务效率影响因素。通过科学的研究方法与实证数据分析解决如下问题：

构建市级三甲医院服务效率与科研效率评价理论与方法学模型；对国

内市级三甲医院服务效率与科研效率展开全面系统的实证研究；系统分析市级三甲医院科研效率与服务效率的关系；通过效率评价以及科研效率对服务效率影响因素的研究提出科研效率提高市级三甲医院服务效率的方法和途径。

1.3　研究意义

随着医疗科研技术的进步，无论是公立医院还是私立医院，在医疗服务效率和服务质量方面的竞争实际上是科研水平的竞争。科学而又有效的医学科研效率评价对于推动医院医疗技术水平发展、提高服务效率与质量，促进医院社会效益与经济效益齐头并进具有重要的作用。本书在充分了解我国市级三甲医院改革现状的基础上，总结评析国内市级三甲医院科研效率与服务效率，选择在全国范围内开展市级三甲医院科研效率对服务效率的关系以及影响因素的研究，既具备理论意义又具备实践意义。

理论意义：运用 DEA 法与 Malmqusit 指数法探索评价医院服务效率与科研效率，并分时间、分地域分别对医院服务与科研的技术效率、规模效率和总体效率进行综合评价，弥补了国内市级三甲医院服务效率与科研效率评价的空白。

实践意义：在全国范围内开展市级三甲医院科研效率对服务效率影响因素的研究，为国内市级三甲医院自身优化医疗资源、提高服务与科研效率，为我国卫生行政部门针对市级三甲医院的医疗服务与科研技术领域如何选择适当的政策路径，有效的推进医疗改革提出相应的政策性建议，同时对也有利于促进我国医疗卫生事业持续健康发展。

1.4　研究内容、研究方法和技术路线

1.4.1　研究内容

本书主要探索市级三甲医院科研效率对服务效率的影响因素，研究内

容主要包括：

（1）我国市级三甲医院服务与科研效率要素的选取与基本情况。

（2）DEA 与 Malmqusit 指数评价法评价分析市级三甲医院的科研效率与服务效率。

（3）科研效率对服务效率的相关性分析，科研效率对服务效率的影响因素分析。

（4）案例分析进一步验证科研对服务效率的影响作用。

1.4.2　研究方法

本书在借鉴国内外研究文献理论与方法的基础上，循序渐进将理论模型分析与计量学研究相结合，并进行实证分析，从而得出理论与政策性层面的建议，文章研究方法主要包括：

（1）文献研究法。本书首先对现有的国内外相关医院科研与服务效率领域研究的文献与观点进行阐述，层层深入提出文章研究重点，同时剖析了现有研究成果存在的不足及有待深化的领域。

（2）系统分析与比较分析相结合。文章运用系统分析与比较分析相结合的方法对市级三甲医院医疗服务效率与科研效率现状进行了剖析，并选择了国内中、东、西部代表性城市医院数据，揭示出我国市级三甲医院医疗服务效率与科研效率存在的问题．。

（3）实证研究与规范性研究相结合。本书主要以实证研究为主，理论分析之后，再运用验证分析。规范性研究主要涉及医疗卫生对医院管理政策的调整。本书使用的计量学经济学中 DEA 法，借鉴边际效益理论与线性规划模型，通过界定是否位于"生产前沿面"，运用 CCR 模型测算各决策单元（DMV）之间的总体效率、技术效率、规模效率，并显示最优值。同时，运用 Malmqusit 指数评价法探讨科研与服务动态效率变化。这些方法的运用，为本书的实证研究提供坚实的方法基础。

（4）定性分析与定量分析相结合的研究方法。在对我国市级三甲医院医院服务与科研效率定性分析的基础上，通过 DEA 模型定量服务效率与科研效率各决策单元指标，并运用相关性分析与多元回归方法深入研究医院

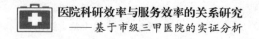

科研效率对服务效率的影响因素。

1.4.3 研究路线

首先，本书总体上首先总结现状，提出研究问题背景与意义，然后分别对我国市级三甲医院的服务投入和服务产出、科研投入和科研产出分别进行分析，采用 DEA 与 Malmqusit 指数评价法分析方法对市级三甲医院的服务效率和科研效率进行探讨；其次，采用相关性分析、回归分析法进一步探究医院科研效率与服务效率的关系；最后，选取某市级三甲医院进行案例分析，对其科研效率和服务效率进行了具体分析和验证。本书的整体结构如图 1.1 所示。

1.4.4 结构安排

本书按照从理论到实证，由抽象到具体的逻辑次序展开思路。首先，对国内外已有的研究文献进行分析的基础上，对医院科研与服务效率理论进行梳理；通过实证分析，研究科研效率与服务效率评价要素体系；其次，深入剖析科研效率投入与产出各要素对服务效率投入产出各要素的影响；最后，根据实证结论提出相应政策性建议，并以某市级三甲医院为例进行验证分析，为稳妥有效的推进各项制度改革提供坚实的理论依据与实证支持。

文章共分 9 章，研究的重点在第 4 章至第 7 章，具体内容和结构如下：

第 1 章，绪论。介绍本书的选题背景与研究意义，对国内外相关领域的研究现状与文献进行总结评析。明确提出现有研究的不足之处，并对文章的研究方法与创新点进行阐述。

第 2 章，医院科研效率与服务效率理论综述。即为理论研究背景。在论述国内外相关理论与研究的基础上，建立医院服务效率与科研效率分析的理论框架，为后面章节中实证分析提供理论依据与逻辑线索。

第 3 章，国内市级三甲医院服务效率评价研究现状以及问题所在。对国内市级三甲医院服务效率的现状进行剖析，提出目前我国市级三甲医院服务效率存在的问题，为后面章节实证分析奠定基础。

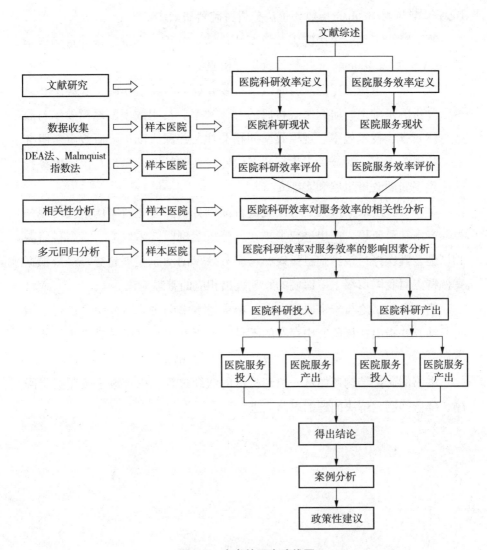

图 1.1　本书的研究路线图

　　第 4 章，国内市级三甲医院科研效率评价研究现状及问题所在。对国
市级三甲医院科研效率的现状进行剖析，提出本书需要解决的关键问题：
市级三甲医院科研效率是否能对服务效率产生影响。

　　第 5 章，市级三甲医院科研效率评价分析。在科学技术突飞猛进的时
代，医院科研效率的提高已对医院发展起着举足轻重的作用。本章运用

DEA 模型与 Malmqusit 指数评价法分析医院科研效率。

第 6 章，市级三甲医院服务效率评价体系分析。本章采用计量经济学中 DEA 模型与 Malmqusit 指数评价法分析服务效率。

第 7 章，市级三甲医院科研效率与服务效率的关系分析。本章在 DEA 模型分析的基础上，研究医院科研的总体效率、技术效率、规模效率与服务总体效率、技术效率、规模效率的相关性，并深入剖析科研效率对服务效率的影响因素，为今后卫生行政部门针对性调整医疗科研与医疗服务投入提供了新的政策思路和实证支持。

第 8 章，选取某市级三甲医院进行案例分析。首先对案例医院的服务投入产出和科研投入产出进行了描述，分析案例医院采取的一系列科研激励措施，其次探讨该医院科研效率与服务效率的动态发展趋势，最后根据案例特点对我国市级三甲医院的管理提出相应的管理建议。

第 9 章，结论与未来研究方向。本章对本书的主要研究结论进行总结与归纳，并指出在该研究中存在的不足之处以及未来该领域进一步的研究方向。

本书的研究结构遵循从一般到特殊的演绎过程，内容顺序按照提出问题、分析问题、解决问题的思路演进。

第2章 文献综述

2.1 效率概念

"效率"一词源于经济学中的概念，在经济理论与实践中具有非常重要的意义。意大利社会学、经济学家帕累托指出："如果通过重新配置资源，已经不可能在不使其他人处境变坏的情况下改善任何一个人的处境，这种配置就被称为帕累托最优（Pareto Efficient）"（尼科尔森，2008）。尽管帕累托使用"最优"一词，实际上就是效率的定义，后来"帕累托最优"也被"帕累托有效"所替代。现在通常用"帕累托效率论"来解释效率概念，一般用投入与产出比率表示，反映企业职工个人或组织在一定时期内为实现既定目标而产生的业绩与效果。

目前，国际上公认的效率包括三层含义：1）使用有限的资源成本实现系统产出最大化生产；2）资源合理配置不浪费；3）产出的数量与类型符合人们的需求。效率评价是运用数理和运筹学方法，采用特定的指标体系，根据评价标准与程序进行定量的对比评价。由于通过效率评价能充分发挥企业的激励机制，具备良好的管理效能，现已广泛地应用于医疗卫生、金融及高校教育等行业。

2.2 医院科研效率及评价

2.2.1 医院科研效率概述

医院科研效率是指对医院科研的投入与产出全过程进行科学、真实、定量的分析。随着医疗体制改革的发展，医院之间的竞争与发展实质上是医院科研实力的体现，科研项目与成果的转化应用能不断提高医务人员诊疗水平，同时也是衡量医院综合实力的重要标志，因此科研效率亦成为影响医院服务效率的重要因素。

医院科研效率具备以下特点：第一，由于科研工作性质、工作方法和表现形式等因素影响，而使科研产出的测评较为困难。因此，管理者在提高对科研管理认识的同时，应客观公正的对科研效率进行测评。第二，在选择科研效率评价指标时，应遵循适用性、效率性、效益型的原则，从实用性与可操作性角度出发，关注科研工作的中间环节，兼顾评价包括科研的全过程。第三，科研效率评价目的在于激励医务工作者不断提升自我的诊疗水平，因此科研效率评价有利于提高科研产出课题、论文的质量，提高科技成果的转化能力。

目前，国内市级三甲医院科研效率评价存在以下问题：第一，尽管卫生行政部门管理者已经耳熟能详科研效率评价的重要性，但部分科研管理者在管理理念与评价考核方法体系上重视程度与研究不够，从而导致医院效率评价仍然缺乏科学完善、适用强的评价体系。第二，医院科研效率的评估缺乏对整个科研活动完整全面的认识，使医院管理者无法及时了解科研活动的整体进展情况。第三，由于医院科研效率评价工作的复杂性，目前国内外还没有针对医院，科研效率评价的深入研究，在医院科研效率的评价中具有很大的主观性。

2.2.2　医院科研效率评价研究

对于医院科研效率的内涵，国外学者界定并不清楚，一般将其纳入医院效率研究并形成了最早的医院科技评估制度的雏形。20 世纪 80 年代初，英国学者 BenMatin 将科研规模、科研经费投入、人才培养、文献引用、论著、出版刊物的数量、质量等作为科研效率的评价指标。法国学者 1990 年创建科学技术瞭望台，将投入与产出理论运用于科研评价，制定科研评价指标。随后荷兰、澳大利亚等其他国家根据国情以科研效率为主相继开展了医疗科研评估。但目前国际上尚无统一的标准的医院科研效率评价指标体系。

由此可见，每个国家卫生体制不一样，卫生行业面临的实际问题同样存在差异，不同的国家对于医院绩效评价和科研技术效率评价的理解各有侧重点。

相对国外学者的研究，我国在医院科研效率评价方面研究起步较晚。20 世纪末，随着科技发展我国对医院科研给予大力重视与支持，不断建设医学重点实验室，引进高素质人才，为了提高医院科研技术的转化能力，国内学者们也在借鉴国外学者的研究基础上不断探索建立科学合理的科研效率评估体系。刘海林（1991）运用投入产出理论在国内最早开展医疗卫生系统科研效率评价体系的研究。孙瑞华（2000）初步构建医师科研效率评价体系，以此反映医务人员的科研劳动价值。杨一凤（2002）等建立了适合军队医学科研特点的科研项目评价指标体系。李俊男（2005）等建立了医学科研项目全程评价指标体系。为了充实医院科研效率评价的内容，黄建英（2005）等将数学模型与科研管理经验相结合，对医务人员的科研工作进行科学，客观的评价。

尽管国内学者对医院科研效率评价进行了大量研究探索，但目前针对国内市级三甲医院科研效率的研究还十分缺乏。由于医院本身的社会公益性价值所在，决定了医院发展的同时必须承担一定的社会责任，因此科研效率与服务效率应成为医院效率评价的重点。面对看病难、看病贵的现实问题，只有医务人员通过科研学习与领域技术更新提升自我诊断治疗水平，提高服务效率，才能为患者提供更好的服务质量，从而使医院的社会公众形象得到改善。

2.3 医院服务效率及评价

2.3.1 医院服务效率概述

医院服务效率可以理解为医院在给定的资金条件下，运用最佳的生产要素与管理方式生产出最大的符合消费者需求的卫生服务，是包括社会效益与经济效益两个方面综合性概念。我国市级三甲医院集中了大量的卫生资源，如何在有限的财力与人力下，提高医院的服务效率已成为卫生决策者与管理者关注的焦点。提高医院服务效率首先要能准确有效的测量评价医院服务效率，并且找出影响医院服务效率的因素，从而提出有效的政策举措。

医院服务效率由于自身特殊性，具备以下特点：第一，卫生服务的产出表现为经济效益与社会效益两种形式，但社会效益很难用价值大小衡量。第二，由于卫生领域受市场调控的程度很小，因此需要政府适当干预。第三，医院服务效率不能以盈利为标准，而要兼顾经济效益与社会效益。第四，由于卫生服务的特殊性而不能过度追求规模经济，导致满负荷运转而造成的资源浪费。

目前国内市级医院服务效率评价存在以下问题：第一，由于服务效率评价中忽视了社会效益将重点倾向经济效益，对评价后的后续改进不够重视，从而在一定程度上导致了过度医疗。第二，指标选择权重不合理，由于服务效率指标岗位不同的难度系数、难以衡量工作量，容易导致指标选择权重不合理，影响职工的积极性与评价的信度。第三，由于采用传统的现场或专家考评，考评方法不够科学，存在很大的主观性、片面性，而使结果的真实性大打折扣，很难发现问题与差距所在，对于行政管理者正确决策参考价值不大。

2.3.2 医院服务效率评价研究

关于医院服务效率评价在国际上展开了很多研究，现通过国外文献进行梳理相关研究成果综述如下：由于美国医疗体系构成的复杂性，医疗体系主要靠市场化调整，而没有完整的管理机构，因此在服务效率指标评价体系中，美国更侧重于医院管理要素评价，目的在于通过提升管理环节的效率评价为医疗服务质量与效率提供保障。英国由于服务效率低下而引起的排队现象一直困扰国家卫生服务系统，针对这一现状，英国的侧重点在提高服务效率、改善医疗服务质量。为了既能保障国民的基本医疗服务又能让医院实行自主经营管理，新加坡于 2000 年成立了国家保健集团与保健服务集团，将服务效率评价的重点放在医疗社会效益上。

国内学者借鉴国外医院服务效率评价的方法和经验，结合我国医院的具体情况，对服务效率评价指标体系进行研究。庄宁（2000）等运用 DEA 法，选择职工总数、实际开放床位数、固定资产总额、业务总支出四个投入指标，以及门诊人次数、急诊人次、出院人次、住院人次四个产出指标对我国 34 家医院的医疗服务效率进行综合分析评价；胡军等（2000）学者采用岭回归方法对医院服务效率进行了进一步研究；李伟（2001）对医疗服务效率的评价方法进行了深入分析。由于我国在这项领域研究工作开展较晚，因此目前尚无科学统一的效率评价指标体系，而且实际方法在实际应用中也有许多问题有待解决。

2.3.3 医院服务效率影响因素研究

国外学者在对医院服务效率分析评价的基础上，从内部与外部两方面研究对医院服务效率的影响因素。Hogan（1987）等在 DEA 分析的基础上，以医院特征为自变量，以效率得分作为因变量，研究保险支付系统对医院服务效率的影响。Bicker（1989）研究发现由于保险病人的增加，家庭护理效率比病房更高。Luke（1992）研究所有权对医院技术效率影响发现：赢利型医院基本为非技术有效，而政府与非赢利型医院技术有效高于赢利型医院。Roseman（1992）研究发现健康维护组织对医院技术效率产生显著影响。Valmanis（1996）运用 DEA 方法评价营利性与非营利性医院服务效率时，结果发现医疗服务品质与服务组合会对服务效率产生影响。Wilson（1998）运用回归模型探讨医院服务效率的影响因素，结果表明市场的竞争程度对服务效率影响并不显著，而卫生技术人员数量的增加会对服务效率产生显著影响。Shen（1998）等研究发现区域差别对服务效率不产生显著影响。

国内学者在对医院服务效率影响因素的研究中主要侧重于医院服务的内部因素，包括医院职工、实际开放病床数、资产总数以及医疗费用等，其中龚幼龙（2002）主要从卫生人力资源增长、医生素质低下、医疗费用上涨、服务可及性下降以及医疗保障覆盖下降等因素研究医院服务效率低下的原因。

由此可见，目前国内外缺乏科研效率与服务效率的关系研究，但以马克思的科技是第一生产力的理论与实践为依据，科研技术则是影响医院服务产出的本质因素。因此，本书尝试从科研的角度研究服务效率的影响因素，为我国卫生行政部门针对市级三甲医院的医疗服务与科研技术领域如何选择适当的政策路径，有效的推进医疗改革提出相应的政策性建议，同时对也有利于促进我国医疗卫生事业持续健康发展。

2.4　构建医院服务效率与科研效率评价指标体系

医院服务效率与科研效率评价体系是由一系列相互联系、相互制约的指标构成，建立该评价指标体系应体现质量安全管理、服务的持续改进，遵循简易性、可操作性、系统性原则，充分体现医院的社会公益性，促进卫生事业的健康发展。鉴于此，构建服务效率与科研技术效率评价指标体系应包括以下步骤：

（1）相关指标的选取。评价指标既是效率评价的载体，也是效率管理的重要内容，应根据国内各医院的实际情况有针对性的选取，而不是生搬硬套国外医院的绩效评价指标，要选择针对性强、具有代表性、确定性的指标，而且选取的指标数据应方便从统计年鉴或医院信息系统中获取。

（2）评价指标的量纲化确定。由于我国目前医疗环境的复杂性，某些指标无法量纲化，往往使设定的标准值达不到预期评价目的，因此学者们建议应根据不同地区的不同环境采用不同的对比标准，也就是说，标准值的设定需要根据时间和环境进行调整。

（3）指标权重系统的确定。评价指标体系中，权重是指各项指标在整个指标体系中的重要性，或者是各指标在整个体系中所占的百分比。正确合理的确定各项指标的权重是实际应用评价体系的关键环节，分配指标权重应遵循以下原则：各项指标的权重和为1，各项指标权重比应具有明显差异；及时根据内部或外部环境变化调整各项指标权重。

目前国内外主要采用比率分析、多元回归分析、数据包络分析、随机前沿分析等计量经济学方法评价医院科研效率与服务效率。其中 DEA 法克服了其他方法的不足之处，因其独有的优势而在医院绩效评价中被广泛应用。因此，本书将 DEA 法与 Malmqusit 指数法相结合评价分析市级三甲医院科研效率与服务效率。

2.5 我国医院等级制度

2.5.1 等级制度

我国是医院等级制度国家之一，依据医院功能、设施、技术力量等对医院资质进行评定。评定标准全国统一，不分医院背景、所有制性质。按照《医院分级管理标准》医院经过评审，确定为三级，每级再划分为甲、乙、丙三等。其中三级医院增设特等，因此医院共分三级十等。医院首先按主要功能进行分级，其次再根据同等级医院的综合水平分等次。

（1）医院分级原则

医院分级主要依据其功能，即其与社区的关系和应当提供何种类型的医疗卫生服务。参考国际通常做法，结合我国以往三级医疗网建设的实际，我国的医院以分为一级、二级和三级三个级别为宜。医院的级别，根据地区的统一规划而决定。且为了维护三级医疗网的完整，运转合理，医院的级别应相对稳定。要鼓励支持已处在某一级别、但尚未达标的医院创造条件努力赶上，而那些条件较好的医院，未经统一规划需要，不能随意跳级。

一级医院是直接为社区提供医疗、预防、康复、保健综合服务的基层医院，是初级卫生保健机构。其主要功能是直接对人群提供一级预防，在社区管理多发病、常见病、现症病人，并对疑难重症做好正确转诊，协助高层次医院搞好中间或院后服务，合理分流病人。

二级医院是跨几个社区提供医疗卫生服务的地区性医院，是地区性医疗预防的技术中心。其主要功能是参与指导对高危人群的监测，接受一级转诊，对一级医院进行业务技术指导，并能进行一定程度的教学和科研。

三级医院是跨地区、省、市以及向全国范围提供医疗卫生服务的医院，是具有全面医疗、教学、科研能力的医疗预防技术中心。其主要功能是提供专科（包括特殊专科）的医疗服务，解决危重疑难病症，接受二级转诊，对下级医院进行业务技术指导和人才培训；能完成培养各种高级医疗专业人才的教学和承担省以上科研项目的任务；并参与和指导一、二级预防工作。

一、二、三级医院的划定、布局与设置，要由区域（市县的行政区划）卫生主管部门根据人群的医疗卫生服务需求统一规划而决定。医院的级别应相对稳定，以保持三级医疗预防体系的完整和合理运行。依据医院的综合水平，我国的医院可分为三级十等。

（2）医院分等原则

医院在分级的基础上，又引入分等次的概念，这是结合我国的实际情况提出的。医院分等，可为同级优秀医院留有进取的余地，鼓励竞争。我国医院分等强调按医院的综合水平，包括与医院功能相应的规模（床位和建筑）、管理、技术、质量情况来评定，而不是片面依据其中的某项或部分条件。通过制定和实施这样的分等标准，促进医院加强现代管理，医、教、研全面发展，抑制单纯追求增加基层建设而增加床位，引进高技术设备、忽视质量、忽视人才培养的倾向。

医院分等的标准和指标如下：

（1）医院规模，包括四方面的要求和指标：床位设置、建筑、人员配备、科室设置等。

（2）医院技术水平，即与医院级别相应的技术水平，在标准中按科室提出要求与评价指标。

（3）医疗设备，包括给氧装置呼吸机、电动吸引器自动洗胃机、心电图机心脏除颤器、心电监护仪多功能抢救床、万能手术床无影灯、麻醉机麻醉监护仪、高频电刀移动式 X 光机、X 光机、B 超、多普勒成像仪动态心电图机、脑电图机脑血流图机、血液透析器、肺功能仪；支气管镜食道镜、胃镜、十二指肠镜、乙状结肠镜结肠镜、直肠镜腹腔镜、膀胱镜宫腔镜、妇科检查床产程监护仪、万能产床、胎儿监护仪、婴儿保温箱骨科牵引床、裂隙灯牙科治疗椅、涡轮机牙钻机、银汞搅拌机、显微镜、生化分析仪紫外线分光光度计、酶标分析仪、尿分析仪、分析天平细胞自动筛选器、冲洗车、电冰箱、恒温箱离心机敷料柜、器械柜冷冻切片机、石蜡切片机高压灭菌设备、蒸馏器、紫外线灯、手套烘干上粉机洗衣机、冲洗工具、下收下送密闭车、常水、热水、净化过滤系统净物存放、消毒灭菌密闭柜、通风降温、烘干设备热源监测设备（恒温箱、净化台、干燥箱）等。病房每床位设备与二级综合医院相同，也有与开展的诊疗科目相应的其他设备。医院设备实行计划管理，建立健全医疗设备定期采购、保养、维修与更新制度，以保证医疗工作需要，同时必须保证设备处于完好状态，提高使用效率，避免重复购置。有健全的设备管理和维修组织，配备一定的工程技术人员。医院应重点保证《医疗机构基本标准》规定达到的设备和其他基本要装备、急救设备、监护设备的配备，购置贵重仪器设备要经过论证，有关大型设备按卫生部有关规定执行。

（4）医院管理水平，包括院长素质、人事管理、信息管理、现代管理技术、医院感染控制、资源利用、经济效益七方面的指标与要求。

（5）医院质量，包括诊断质量、治疗质量、护理质量、工作质量、综合质量等方面的指标与要求。我国现行医院等级标准主要是以各级甲等医院为标杆制定的。甲等医院标准是现行或今后 3～5 年内能够达到国内、医院管理学和卫生学有关要求的标准，既是同级医院中的先进医院标准，也是今后建设新医院的标准。

2.5.2　三级甲等医院

三级甲等医院（以下简称三甲医院），是依照中国现行《医院分级管理办法》等规定而划分的医院等级之一。三甲医院在中国是除国家特殊医院以外的最高等级的医院，是中国内地对医院实行三级十等的划分等级中最高的一级。考核的主要项目包括医疗服务与管理、医疗质量与安全、技术水平与效率，民营医院也可以参与等级评定。三级医院（病床数在 501 张以上）是向几个地区提供高水平专科性医疗卫生服务和执行高等教育、科研任务的区域性以上的医院，按千分制，分等评分标准获得超过 900 分为甲等。

三甲医院应具备的基本条件为：1）医院应有正式的病房和一定数量的病床设施；2）以实施住院诊疗为主，一般设有相应的门诊部；3）应有基本的医疗设备，设立药剂、检验、放射、手术及消毒供应等医技诊疗部门；4）应有能力对住院病人提供合格与合理的诊疗、护理以及基本生活服务；5）应有相应的、系统的人员编配；6）应有相应的工作制度、规章制度以及相应的医院文化。

三甲医院的评审标准为：1）医院等级评定重新启动后还采用三级十等划分等级，评审坚持"六重三不"原则，即重服务、重管理、重质量、重安全、重基础、重保障、不搞运动、不搞形式、不弄虚作假，民营医院可以与公立医院平等的参与等级评定；2）考核的主要项目包括医疗服务与管理、医疗质量与安全、技术水平与效率；3）实行 1000 分制，900 分以上评为三级甲等，750~900 分评为三级乙等，600~750 分评为三级丙等；4）医院等级评定不是终身制，实行动态管理。此外，医疗质量综合考评标准必须要突出"以病人为中心"的服务理念，要求医院定期征集病人意见，每季度开一次病人意见座谈会。医院还须设立免费饮水供应、公用电话、实行电子电话预约诊疗，要求化验室检查报告在 24 小时内出结果，收费价格公示，提供费用查询，实行费用清单制度。

在评审标准中，医院功能与任务占 50 分，医疗服务占 20 分。要求能提供全面连续的医疗护理、预防保健和康复医疗服务。在高质量综合性医疗服务的基础上，提供高水平的专科服务。承担危急重症和疑难病诊治任务，开展双向转诊。有足够的医疗服务辐射能力，年出院病人中应有一定比例来自医院所在地以外的地区。按国家有关规定，三甲医院必须参加当地急诊医疗网，在卫生行政部门领导下，能配合急救中心迅速做出应急反应，承担灾害事故的紧急救援任务，并能接受成批伤病员进行院内急救；能开展心理卫生、遗传咨询门诊服务，指导社区医疗、护理、康复医疗服务。三甲医院评审中教学科研占 15 分，要求能够承担高等医学院的临床教学和实习，能培养高级临床医学人才，并承担二级医院技术骨干的临床专业进修任务，承担国家、省（自治区、直辖市）科研课题研究。

因此，市级三甲医院作为我国最高等医疗卫生机构之一，不仅需要具有一定的规模，而且是我国医疗卫生实力的中坚力量。本书以市级三甲医院整体情况为基础，通过对市级三甲医院的医疗卫生服务效率和科研效率综合评价，发现我国市级三甲医院当前在服务和科研中存在的问题，为下一步医疗改革提供有效的政策建议。

2.6　总结与评析

综上所述，国内外学者对于医院科研效率与服务效率评价分析及其影响因素领域的研究取得一定的成果，而且在不断完善中．但从目前研究文献分析，现有该领域研究还存在需要进一步拓展的方面：

首先，尚未建立统一系统化的医院科研效率与服务效率评价体系。科研效率评价与服务效率评价是相互联系、相互制约的复杂系统，两者又同时受多种因素影响，因此在建立效率评价体系时应充分考虑这些因素的相关性。但目前现有的评价体系忽略了科研效率的重要性，得出的评价结论可靠性差，很难找出解决问题的根本办法，同时也未能体现服务效率评价的真正价值。

其次，对于我国市级三甲医院关注的医院科研效率与服务效率评价实证分析研究十分缺乏。

最后，对于医院服务效率影响因素分析的研究内容存在一定局限性，只着手于服务内在的要素进行分析，从科研角度探讨影响医院服务效率的本质因素的研究比较缺乏。

第3章 市级三甲医院科研效率现状

3.1 数据来源

为了解国内市级三甲医院的总体服务状况，根据各市级三甲医院的统计年鉴或院志、历年中国卫生统计年鉴、中国统计年鉴及各省市统计年鉴对国内市级三甲医院 2005—2013 年的科研状况和科研状况数据进行收集整理。由于部分医院评为三甲医院较晚，或者后期合并均造成数据统计口径的差异，为解决该问题，本书首先按年份将医院数据收集整理，或按某一个行政区，将总体数据从该行政区统计年鉴上进行查找，其次对不同统计口径数据进行统一处理，最后得到汇总数据。对于部分医院缺失的数据，在研究中也从相关具有权威性的媒体报道中提取二手数据，或者从以往研究文献中提取。数据的收集整理工作量十分巨大，也是本书过程中的一大难题，但都是基于尊重事实的原则，尽量查找原始的、权威的、可靠的数据来尽可能的保证数据的真实性。

3.2 市级三甲医院科研效率指标的选取

医学科研是一个多参量投入和多参量产出的开放性技术开发系统，是多学科、多因素、多角度和多层次相互渗透的群体化研究。只有将科研投入与产出结合起来进行分析，尊重医学科研创新与发展的原则，才能对科学研究作出全面合理的评价。医院科研活动的投入要素必须考察科研活动在财力、物力以及人力各个方面的投入。其中，财力投入主要指政府拨款的科研基金，物力则是指医院在科研设备方面进行的配置，人力则是指医院参与科研的科研人员数量。科研活动的产出则主要包括立项数、发表的专著数量、博硕士人才培养以及专利数。自从国内学者王酉金（2002）首次基于 DEA 法研究医院科研效率评价指标，目前国内学者具有以下研究成果：关忠诚等（2003）学者选取科研人员总数、经费支出、科研设备数作为科研投入指标，以毕业研究生数、科研创新产出以及竞争能力作为科研产出指标；王宏达等（2006）则以研发投入费用、科研资产总额、职称人数作为投入指标，而选择上缴税金与税后利润作为产出指标；赵二帅等（2008）则以科研仪器设备、科研创新岗位数、科研经费投入作为科研投入指标，选择立项数、专利数、论文数作为科研产出指标。

本书在对比相关文献基础上，结合市级三甲医院实际情况，同时根据专家建议，运用相关性分析（变异系数分析、聚类分析）筛选，确定了以下四项科研投入指标：科研经费、科研人员、科研设备；科研产出指标选为：立项数、人才培养数、科研成果发表数和专利数。各指标的具体情况将在本章第3节介绍。科研效率评价指标体系如图3.1所示。

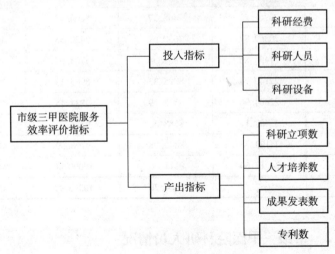

图 3.1　科研效率评价指标体系

3.3 市级三甲医院科研投入现状

3.3.1 市级三甲医院科研经费情况

科研经费是科研人员顺利进行科研的基本保障，最近几年国家对科研经费的投入不断增加以求提高整体科研成效。在医疗卫生领域，对市级三甲医院申请获得的国家级、省部级、地市级的科研项目经费进行汇总，各地区历年科研经费状况如表 3.1 所示。各医院的科研经费每年差异较大，主要是国家级科研课题经费额度大，申请难度大，因此各年度的申请数量有差异，相应的科研经费差异也较大。但总体上，从现有资料分析，2013年东部市级三甲医院科研经费达到了 2.57 亿元（在现有已查询到金额），中部地区市级三甲医院的科研经费达到了 0.94 亿元，西部的经费略高于中部地区市级三甲医院科研经费，这主要是因为西部地区省份和市级三甲医院均多于中部地区；另外，近年来随着国家平衡东西部资源，加大了对西部科研投入，以求尽快推进西部科研水平发展。

表 3.1　2005—2013 年各地区市级三甲医院科研经费情况　　单位：万元

年份	东部	中部	西部	总计
2005	20261.91	7408.37	8204.42	35874.70
2006	20869.77	7630.62	8450.55	36950.94
2007	21495.86	7859.54	8704.07	38059.47
2008	22140.74	8095.33	8965.19	39201.26
2009	22804.96	8338.19	9234.15	40377.29
2010	23489.11	8588.33	9511.17	41588.61
2011	24193.78	8845.98	9796.50	42836.27
2012	24919.60	9111.36	10090.40	44121.36
2013	25667.18	9384.70	10393.11	45445.00

3.3.2 市级三甲医院科研人员情况

从数据统计上来看，东部科研人员数量远高于中部和西部地区，这仍然受经济条件影响。东部地区市级三甲医院科研人员数量占到总体的一半以上，达到 58.04%，西部地区只占到 18.9%，整体分布严重极不均衡。

表 3.2　2005—2013 年各地区市级三甲医院科研人员情况　单位：万人

年份	东部	中部	西部	总计
2005	9.42	4.20	3.32	16.94
2006	9.58	4.29	3.41	17.28
2007	9.93	4.41	3.52	17.86
2008	10.32	4.46	3.60	18.38
2009	10.87	4.62	3.76	19.25
2010	11.62	4.89	4.00	20.52
2011	12.34	5.07	4.14	21.55
2012	13.03	5.18	4.24	22.45
2013	14.02	5.49	4.49	24.00

3.3.3　市级三甲医院科研设备情况

科研设备的统计包括科研专用设备，同时也包括临床使用的先进设备，既是医院具有较高医疗水平的支撑，也是实现科研输出的重要保证。从各区域科研设备总情况来看，截至 2013 年，东部地区设备量占到了总体的 43.7%，中部地区占到了 29.8%，西部地区占 26.4%，东部地区仍然占有大部分的科研设备资源。

表 3.3　2005—2013 年各地区市级三甲医院科研设备情况　单位：台

年份	东部	中部	西部	总计
2005	32329	22075	20017	74421
2006	33844	22997	21090	77931
2007	35359	23920	22163	81442
2008	36874	24843	23237	84953
2009	38861	26007	24536	89404
2010	42406	28826	26273	97506
2011	46374	31756	28229	106360
2012	50262	34306	30397	114964
2013	55288	37736	33436	126461

3.4 市级三甲医院科研产出现状

3.4.1 市级三甲医院立项数情况

科研经费量与立项数息息相关，首先是对医疗卫生领域的科研经费投入，设立不同的科研项目，医院科研人员根据自己的自身实力进行申请。从申请数量分析，到 2013 年立项总数比 2005 年增加了近 1.5 倍，其中东部地区占了 5835 项，占总量的 40.29%，中部地区占 4663 项，占比为 31.20%，西部地区占 3986 项，占比 27.51%。

表 3.4　2005—2013 年各地区市级三甲医院科研立项情况　　　单位：项

年份	东部	中部	西部	总计
2005	4606	3682	3146	11434
2006	4745	3793	3241	11778
2007	4886	3906	3338	12130
2008	5033	4024	3438	12495
2009	5184	4144	3542	12870
2010	5340	4269	3647	13255
2011	5501	4396	3758	13654
2012	5664	4528	3870	14062
2013	5835	4663	3986	14484

3.4.2 市级三甲医院人才培养情况

对市级三甲医院人才的培养情况统计主要包括所培养的硕士研究生和博士研究生，以及其他科研人员等。我国自 2000 年左右大学扩招以来，大学生数量逐年增加，2004 年左右开始研究生数量也翻倍增加，市级三甲医院培养研究生数历年呈逐步递增趋势。到 2013 年底已经达到了 2.7 万人，东部地区市级三甲医院占了绝大多数研究生输出量。

表 3.5 　2005—2013 年各地区市级三甲医院人才培养数　　单位：人

年份	东部	中部	西部	总计
2005	7667	1584	1264	10515
2006	9061	1936	1580	12577
2007	10455	2288	1896	14639
2008	11849	2640	2212	16701
2009	13243	2992	2528	18763
2010	14637	3344	2844	20825
2011	16031	3696	3160	22887
2012	17425	4048	3476	24949
2013	18819	4400	3792	27011

3.4.3　市级三甲医院科研成果发表情况

专著量和科研论文发表量是评价一个医院科研影响力最常用的指标，通过对国内市级三甲医院相关数据的整理，结果如表 3.6 所示。统计的论文发表量主要是统计医学领域内具有权威能够产生一定影响力的杂志期刊，专著量主要是科研专著，教材类不做统计。从论文总体数量方面进行纵向比较评价，结果显示：全国市级三甲医院自 2005—2013 年发表论文共计 56822 篇，平均每所医院发表 83 篇。从区域横向比较分析，无论是专著量还是高水平论文发表量，东部地区市级三甲医院数量均高于中部和西部，这与东部地区经济水平，科研人员数量和科研发展水平息息相关。

表 3.6　2005—2013 年各地区市级三甲医院科研成果发表量

单位：种，篇

年份	医疗卫生领域专著量				医疗卫生领域论文国外发表量			
	东部	中部	西部	合计	东部	中部	西部	总计
2005	133	221	74	429	—	744	—	—
2006	184	306	98	588	3493	1005	1653	6151
2007	251	376	139	766	4536	1225	1732	7492
2008	294	456	172	921	5436	1493	1787	8716
2009	401	611	213	1225	6703	2031	1877	10610

续表

年份	医疗卫生领域专著量				医疗卫生领域论文国外发表量			
	东部	中部	西部	合计	东部	中部	西部	总计
2010	533	755	300	1588	7838	2832	2046	12716
2011	781	919	376	2077	9112	3637	1905	14655
2012	1105	1133	522	2760	10915	4780	1874	17568
2013	1553	1391	718	3661	11305	5672	1938	18914

3.4.4 市级三甲医院专利数情况

专利申请数是科研产出的另一种表现，也体现了最新科研成果发展为应用的雏形。通过在国家专利局网站对市级三甲医院历年的专利申请量进行统计，结果如表3.7所示。最近几年，东部地区专利申请量高于中部与西部之和。从专利类型上来看，医疗领域申请的实际应用型专利占一半以上，发明专利少于应用型专利，主要是因为医疗卫生领域的专利主要偏重于实际应用。

表 3.7 2005—2013 年各地区市级三甲医院专利申请数 单位：项

年份	东部	中部	西部	总计
2005	1638	1083	271	2992
2006	2214	1533	827	4574
2007	2521	1550	727	4798
2008	3673	2072	1902	7647
2009	5393	2721	2866	10980
2010	7928	3469	5674	17071
2011	10496	4305	7381	22182
2012	18801	6055	8333	33189
2013	23039	7365	9770	40174

3.5 研究小结

本章通过对市级三甲医院的科研投入和科研产出进行统计分析，主要展示了市级三甲医院科研投入和产出的实际状况。了解国内市级三甲医院科研工作现状，客观地评价科研效率，为今后国内市级三甲医院科研管理的现代化及科研决策的科学化提供参考依据。从总体上分析，东部地区的科研投入和科研产出高于中部和西部地区，这也受所处地理环境和经济发展程度影响。

本章只能定性分析市级三甲医院的科研投入和产出情况，为什么医院需要开展科研工作？医院科研效率对服务效率产生怎样的关系？具体的科研效率对服务效率的影响作用还不能从基本的数据得出。本章数据收集与情况描述是在掌握市级三甲医院科研整体状况下，为后续章节研究科研效率评价以及科研效率与服务效率的关系研究做准备。

第4章

市级三甲医院服务效率现状

4.1 数据来源

与医院科研状况数据来源一致，本章节数据还借助了论文数据检索系统、国家专利局、国家自然科学基金查询系统查询相关数据。数据收集可能存在不全面的情况，但数据的来源包含了主要的核心来源，具有一定的代表性。

4.2 市级三甲医院服务效率指标的选取

指标，是指衡量目标的单位或方法。为了能够评价市级三甲医院的服务效率水平，首先需要选取具有代表性的数据来对其进行衡量。指标选取的总体原则是：数据要充分反映医院的信息且可获得性强，具有较高的可靠性和可度量性；绝对指标与相对指标搭配合理且以绝对指标为主；评价指标总数要小于评价单位数目的一半。构建的投入指标应全面包括医院人力与物力的投入，产出指标则应反映医院的运营、服务数量与质量。

自 Sherman（1984）将 DEA 方法应用到医疗领域以来，研究者们对医疗领域某个部门或某个组织进行评价的时候，首先需要选取衡量指标，对医疗服务效率指标选取国内外已具有大量研究成果，如 Grosskopf（1987）将医院服务效率投入指标选为医生人数、非医生员工人数、医院净资产、病床数，产出指标选为手术人次数、急诊人次数、急性住院病人的"人日"数和加护病房"人日"数。Dittman（1991）选取医生工作时数、护士工作时数、床位数、其他消耗等作为投入指标，选取调整出院人次数、培训人次数、门诊人次数为产出指标来研究医疗机构的服务效率。Barmich（1995）选取床位数、服务强度、资金、护士数、医生数和辅助人员为投入指标，选取住院人日、门诊人次为产出指标来评价医疗机构的服务效率。Afons（2008）选取病床数、医生数、护士数和医技人员数为投入指标，选取出院床日、门诊人次、急诊人次、急诊治疗人次、急诊转诊人次、住院人数和手术人数为产出指标来对医疗机构的服务效率进行评价。在国内研究者中，如庄宁（2000）选择职工总人数、实际放病床数、固定资产总额、业务总支出等为投入指标，选取门诊人次数、急诊人次数、出院人次数和业务总收入为产出指标来衡量医院的服务效率。陶春海（2010）则选取政府卫生支出、卫生机构净资产、卫生技术人员数、医院、卫生院床位数、城乡居民医疗保健支出总额等为投入指标，选取医疗收入、门、急诊人次、住院床日、人口平均预期寿命、婴儿死亡率为产出指标来评价医院的服务效率。相关的研究还有很多，总体汇总起来投入指标主要有：年业务总支出、开放床位数、固定资产总值、工资总额、业务支出、房屋总面积、固定资产折旧金额、职工人数、年平均职工数、年开发床位数、实有床位数等，产出指标主要有：病床使用率、门诊业务收入、住院业务收入、平均住院日诊疗人次、入院人次、健康检查次数、危重病人抢救成功人次医疗收入、住院床日、人口平均预期寿命、急诊人次数、出院人次数、年出院病人数、门急诊人次、年手术人次数、年业务收入、相对住院日、业务收入、课题数、本科生学时数年门急诊总人次、年业务总收入、全年出院病人数、诊断符合率门诊人次数、业务收入门急诊人次、婴儿死亡率等。

根据实际数据资料的收集情况，本书研究尽量全面合理的衡量服务效率水平，在对比国内外相关文献的基础上，并结合市级三甲医院实际情况，同时根据专家建议，运用相关性分析（变异系数分析、聚类分析）筛选，确定了以下四项投入指标：职工人数、开放病床数、医院支出和政府投入；产出指标选为：门诊服务量、急诊服务量、住院服务量和医院总收入。各指标的具体情况将在第 3 节介绍。服务效率评价指标体系如图 4.1 所示。

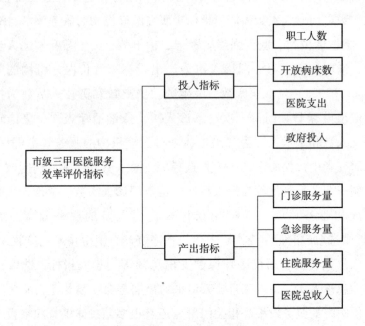

图 4.1　服务效率评价指标体系

4.3　市级三甲医院服务投入现状

4.3.1　市级三甲医院医护人员情况

从样本医院的在职医护人员分析，东部地区市级三甲医院医护人员数量高于中西部地区，西部地区医护人员最少。2013 年，东部地区市级三甲医院医护人员总数为 621446 人，中部地区为 457931 人，西部地区为 373833 人，相对与 2005 年，东部地区医护人员增长率为 74.95%，中部地区增长率为 70.29%，西部地区增长率为 80.89%，西部地区增长率高于东部地区与中部地区。由此可见，随着医疗体制改革，西部地区市级三甲医院不断人才引进，促进了医疗卫生资源的发展。

表 4.1　2005—2013 年各地区市级三甲医院职工人数情况　　　单位：人

年份	东部	中部	西部	总计
2005	355214	268907	206658	830779
2006	364199	271821	207643	843663
2007	371785	273060	209884	854729
2008	392724	278428	213921	885074
2009	414225	289052	227084	930361
2010	433815	301648	236163	971625
2011	527416	390305	307857	1225578
2012	558902	405836	327943	1292682
2013	621446	457931	373833	1453209

4.3.2　市级三甲医院开放病床服务情况

从 2005—2013 年各地区开放病床数分析，东部地区市级三甲医院开放病床数多与中部地区西部地区，但每年各地区开放病床数增长率相差不大。2013 年东部地区市级三甲医院总共开放病床数为 364744 张，中部地区为 255163 张，西部地区为 220177 张，相对于 2005 年开放病床数，东部地区增长率为 26.6766%，中部地区为 26.6770%，西部地区为 26.6771%。

表 4.2　2005—2013 年各地区市级三甲医院开放病床数情况　　　单位：张

年份	东部	中部	西部	总计
2005	287933	201428	173810	663170
2006	296571	207471	179024	683065
2007	305468	213695	184395	703557
2008	314632	220106	189927	724664
2009	324071	226709	195625	746404
2010	333793	233510	201493	768796
2011	343807	240515	207538	791860
2012	354121	247731	213764	815616
2013	364744	255163	220177	840085

4.3.3　市级三甲医院业务支出情况

从 2005—2013 年各地区市级三甲医院支出情况分析，东部地区医院每年支出明显高于中部地区与西部地区，2013 年东部地区三级甲等医院总支出为 2439.20 亿元，中部地区为 241.31 亿元，西部地区为 533.46 亿元，相对于 2005 年东部地区医院投入增长率为 26.6768%，中部地区为 26.6785%，西部地区为 26.6764%，各地区医院投入增长速度相差不大。数据反映了由于地域差别所产生的经营上的差异。

2012 年全国卫生总费用预计达 28914.4 亿元，比上年增加 4568.5 亿元（增长 18.8%）。从资源结构上来看，个人卫生支出占卫生总费用比重由 2010 年的 35.3% 下降到 2011 年的 34.8%，病人个人负担有所减轻。2012 年民营医院数增加 1349 个，民营医院占医院床位数的比重由 2011 年的 12.4% 提高到 2012 年的 14.0%，非公医疗机构得到发展。但也应该看到，我国卫生投入相对不足，卫生总费用占 GDP 的比重（2011 年 5.15%）远低于金砖国家的巴西（8.8%）和南非（9.2%），接近俄罗斯（5.6%），略高于印度（4.2%）。

表4.3　2005—2013 年各地区市级三甲医院支出情况　　　单位：亿元

年份	东部	中部	西部	总计
2005	1925.53	190.49	421.12	2537.14
2006	1983.29	196.21	433.75	2613.25
2007	2042.79	202.09	446.76	2691.65
2008	2104.08	208.16	460.17	2772.40
2009	2167.20	214.40	473.97	2855.57
2010	2232.21	220.83	488.19	2941.24
2011	2299.18	227.46	502.84	3029.47
2012	2368.16	234.28	517.92	3120.36
2013	2439.20	241.31	533.46	3213.97

4.3.4　市级三甲医院政府投入情况

从 2005—2013 年各地区市级三甲医院政府资金投入情况分析，东部地区政府每年投入明显高于中部地区与西部地区，且以西部地区投入最少。以 2013 年为例，东部地区市级三甲医院总投入为 436.21 亿元，中部地区为 142.07 亿元，西部地区为 105.12 亿元，与 2012 年相比，东部地区政府投入增加了 12.7 亿元，中部地区政府投入增加了 4.14 亿元，西部地区政府投入增加了 3.06 亿元，东部地区政府投入高于中部与西部地区 3 倍左右。这反映了政府卫生资源投入与各区域经济发展水平相关。

表 4.4　2005—2013 年各地区市级三甲医院政府投入情况　　单位：亿元

年份	东部	中部	西部	总计
2005	344.35	112.15	82.98	539.48
2006	354.68	115.52	85.47	555.67
2007	365.32	118.98	88.03	572.34
2008	376.28	122.55	90.68	589.51
2009	387.57	126.23	93.40	607.19
2010	399.20	130.01	96.20	625.41
2011	411.17	133.91	99.08	644.17
2012	423.51	137.93	102.06	663.50
2013	436.21	142.07	105.12	683.40

4.4　市级三甲医院服务产出现状

2005—2013 年东部地区每年门诊服务量明显高于西部地区与中部地区，2005—2013 年东部地区所有市级三甲医院总平均每年门诊量为 55399.83 万人次，中部地区为 24220.53 万人次，西部地区为 20736.93 万人次。2005—2013 年东部地区市级三甲医院总急诊量同样多于中部地区与西部地区，但中部地区急诊量最少，且从 2005—2013 年东部地区总平均急诊量为 1068.52 万次人，中部地区为 704.95 万人次，西部地区为 938.3 万人次。2005—2013 年东部地区住院量仍然明显多于西部地区与中部地区。

4.4.1 市级三甲医院门诊服务量情况

到 2013 年末，所统计的市级三甲医院门诊服务总量已达到 12 亿人次，几乎相当于全国总人口量，占全国各类门诊量约 1/5。在各个地方，三级甲等医院已经属于医疗卫生条件最好的医院，承担着主要的疑难病症的诊断与治疗任务。根据《2012 年我国卫生和计划生育事业发展统计公报》显示，2012 年全国门诊总量增长 9.9%，高于前 4 年平均增长速度（8.6%），居民平均就诊由 2011 年的 4.6 次增加到 2012 年的 5.1 次；2012 年全国住院总量增长 16.4%，高于前 4 年平均增长速度（10.0%）。医疗服务量的快速增长，主要是完善医保政策继续释放卫生服务需求。2012 年基层医疗卫生机构门诊量增加 3.0 亿人次，增长 7.9%。由于医院门诊量增速高于基层医疗卫生机构，基层医疗卫生机构占门诊总量的比重下降 1.1 个百分点。

表 4.5　2005—2013 年各地区市级三甲医院门诊服务量情况

单位：万人次

年份	东部	中部	西部	总计
2005	54170.27	21457.09	20339.64	95966.99
2006	55795.37	22100.80	20949.83	98846.00
2007	57469.24	22763.82	21578.32	101811.38
2008	59193.31	23446.74	22225.67	104865.72
2009	60969.11	24150.14	22892.44	108011.69
2010	62798.19	24874.64	23579.21	111252.04
2011	64682.13	25620.88	24286.59	114589.60
2012	66622.60	26389.51	25015.19	118027.29
2013	68621.27	27181.19	25765.64	121568.11

4.4.2　市级三甲医院急诊服务量情况

从总体服务量上来看，到 2013 年止，市级三甲医院的急诊服务量约为 3000 余万人次，并呈现逐年递增趋势，随着医疗水平的提高和服务投入的不断增大，急诊服务量仍将不但增长。

表 4.6 2005—2013 年各地区市级三甲医院急诊服务量情况

单位：万人次

年份	东部	中部	西部	总计
2005	946.61	624.52	831.24	2402.37
2006	975.00	643.25	856.18	2474.44
2007	1004.25	662.55	881.87	2548.67
2008	1034.38	682.43	908.32	2625.13
2009	1065.41	702.90	935.57	2703.89
2010	1097.37	723.99	963.64	2785.00
2011	1130.30	745.71	992.55	2868.55
2012	1164.20	768.08	1022.33	2954.61
2013	1199.13	791.12	1053.00	3043.25

4.4.3　市级三甲医院住院服务量情况

到 2013 年底市级三甲医院住院服务量达到 4125 万人次，相比 2005 年增加了近 1000 万人次。2012 年公立医院门诊和住院费用分别上涨 4.6% 和 3.3%。2012 年基层医疗卫生机构病人费用在前 2 年下降后反弹。由于前 2 年基层实施基本药物制度降低了病人费用，2012 年这一影响因素消失后病人费用小幅回升。物价上涨、新的医疗技术普及使用、病人需求提高、医保报销范围及比例扩大等都对病人费用增长产生影响，同时也促使了住院服务量有所上升。

表 4.7 2005—2013 年各地区市级三甲医院住院服务量情况

单位：万人次

年份	东部	中部	西部	总计
2005	1273.03	1023.90	959.80	3256.73
2006	1311.22	1054.61	988.59	3354.43
2007	1350.56	1086.25	1018.25	3455.06
2008	1391.08	1118.84	1048.80	3558.71
2009	1432.81	1152.40	1080.26	3665.47
2010	1475.79	1186.98	1112.67	3775.44

年份	东部	中部	西部	总计
2011	1520.07	1222.58	1146.05	3888.70
2012	1565.67	1259.26	1180.43	4005.36
2013	1612.64	1297.04	1215.84	4125.52

4.4.4　市级三甲医院收入情况

2005—2013 年东部地区市级三甲医院总收入明显高于中部与西部地区，东部地区平均总收入为 2785.40 亿元，中部地区为 249.36 亿元，西部地区为 611.47 亿元。这也同样与地区经济发展状况、整体医疗环境相关。

表 4.8　2005—2013 年各地区市级三甲医院收入情况　　　单位：亿元

年份	东部	中部	西部	总计
2005	2468.00	250.33	541.70	3260.03
2006	2542.04	257.84	557.95	3357.83
2007	2618.30	265.57	574.69	3458.56
2008	2696.85	273.54	591.93	3562.32
2009	2777.75	281.74	609.69	3669.19
2010	2861.08	290.20	627.98	3779.26
2011	2946.92	298.90	646.82	3892.64
2012	3035.32	307.87	666.23	4009.42
2013	3126.38	317.11	686.21	4129.70

4.5　研究小结

本章通过对市级三甲医院服务投入与产出进行统计分析，主要展示市级三甲医院服务投入与产出的实际状况。分析得出，东部地区市级三甲医院门、急诊量、住院服务量始终处于领先地位，主要与东部地区经济发达、人口密集、医院医疗水平相对较高相关，较好的医疗环境与医疗服务更会吸引更多的患者就医。

　　本章只能定性分析市级三甲医院的服务投入和产出情况，为什么医疗服务能处于领先地位？为什么医疗服务各方面情况低下？具体的影响因素所在还不能从基本的数据得出，本章的研究讨论是在掌握了市级三甲医院整体状况下，为后续章节进行服务效率的评价与影响因素研究奠定基础。

第5章

基于DEA法与Malmqusit
指数法评价医院科研效率

5.1 研究目的

第 3、第 4 章已经详细分析了不同地区市级三甲医院的服务投入与产出和科研投入与产出状况，本章将应用数据包络分析法（DEA）与 Malmqusit 指数法对医院科研效率进行评价研究。医院的科研活动是医院提升实力的一个重要渠道，同时也是我国医疗卫生行业快速发展的中坚力量，因此在探讨科研效率与医院服务效率的关系时，对当前市级三甲医院科研效率进行评价分析有重要的现实意义，同时本章将通过分析 DEA 无效医院的状况，探究导致科研效率低下的原因，为提升我国市级三甲医院的科研效率提供可靠的依据。

5.2 数据来源

对选择 25 个省（直辖市自治区）53 个市共 100 家市级三甲医院作为样本医院，其中东部 8 个省 37 家医院，西部 9 个省 33 家医院，中部 8 省 30 家医院，与第 6 章研究对象一致。资料来源是在查询所选取的 100 家市级医院 2005—2013 年卫生统计年鉴（志），得到的相关结果，同时也查询了医疗信息系统、国家专利局网站、国家社科基金网等查询样本医院的相关科研投入与产出数据。由于数据量庞大，本书在尽可能全面的收集相关数据的基础上，对一部分无法查询到的数据根据媒体的相关报道进行了合理的估计。

5.3 DEA 模型

数据包络分析法简称 DEA，是数学、运筹学、数理经济学与管理学科的一个新的交叉领域。它是由 A. Charnes 和 W. W. Cooper 等于 1987 年开始创建，并被命名为 DEA。DEA 是使用数学规划（包括线性规划、多目标规划、半无限规划、随机规划、具有锥结构的广义最优化等）模型进行评价具有多个输入、特别是多个输出的"部门"或"单位"称为决策单元（Decision Making Unit，DMU）间的相对有效性（称为 DEA 有效）。根据对各 DMU 观察的数据判断 DMU 是否为 DEA 有效，本质上是判断 DMU 是否位于生产可能集的"生产前沿面"上。生产前沿面是经济学中生产函数向多产出情况的一种推广。DEA 方法和模型可以确定生产前沿面的结构、特征和构造方法，可将 DEA 看作一种非参数的统计估计方法。由于 DEA 具有"天然"的经济背影，因此依据 DEA 方法、模型和理论，可以直接利用输入和输出数据建立非参数的 DEA 模型，进行经济分析；同时，使用 DEA 法对 DMU 进行效率评价时，可得到很多管理信息。本书将采用 DEA 法分别对 100 家样本市级三甲医院的服务投入与产出和科研投入与产出进行评价分析。

5.3.1 模型分析

5.3.1.1 数据包络分析法的思想和原理

一个经济系统或一个生产过程可以看作一个单元在一定可能范围内，通过投入一定数量的生产要素并产出一定数量的"产品"的活动。虽然这些活动的具体内容各不相同，但其目的都是尽可能地使这一活动取得最大的"效益"。由于从"投入"到"产出"需要经过一系列决策才能实现，或者说，由于"产出"是决策的结果，因此将这样的单元称为决策单元。

每个 DMU 都代表一定的经济意义，它的基本特点是具有特定的输入和输出指标，并且在输入转换称为输出的过程中，努力实现自身的决策目标。

DMU 的概念是广义的，可以是一个大学或者一家企业，也可以是一个国家，或者一家医院。在许多情况下，研究者对多个同类型的 DMU 更感兴趣。同类型的 DMU，是指具有以下特征的 DMU 结合：具有相同的目标和任务；具有相同的外部环境；具有相同的输入和输出指标。此外，在外部环境和内部结构没有多大变化的情况下，同一个 DMU 的不同时段也可视为同类型的 DMU。

评价的依据是决策单元的"输入"数据和"输出"数据。根据输入和输出数据来评价决策单元的优劣。即评价部门（单位）间的相对有效性。由经验可以断定：每个决策单元的有效性包含两层含义：1）建立在相互比较的基础上，因此是相对有效性；2）每个决策单元的有效性紧密依赖于输入与输出的综合比（或理解为多输入/多输出的投入/产出比）。

DEA 法是著名运筹学家 A. Charnes 和 W. W. Cooper 等学者，以"相对效率"概念为基础，根据多指标投入和多指标产出对相同类型的单位（部门）进行相对有效性或效益评价的一种新的系统分析方法。它是处理多目标决策问题的较有效方法。决策单元的相对有效性（决策单元的优劣）被称为 DEA 有效。

DEA 法是以效率概念为基础，以凸分析和线性规划为工具的一种评价方法。它应用数学规划模型计算比较决策单元之间的相对效率，对研究对象作出评价。该方法结构简单，使用方便。

该方法应用是对一组给定的决策单元，选定一组输入、输出的评价指标，分析特定决策单元的有效性系数，以此来评价决策单元的优劣，即被评价决策单元相对于给定的那组决策单元中的相对有效性。通过输入和输出数据的综合分析，DEA 法可以得出每个 DMU 综合效率的数量指标。据此将各决策单元定级排队，确定有效的决策单元，并给出其他决策单元非有效的原因和程度。因此，DEA 法不仅可对同一类型决策单元的相对有效性做出评价与排序，而且还可以进一步分析各决策单元非 DEA 有效的原因及其改进方向，从而为决策者提供重要的管理决策信息。

此外，使用 DEA 方法有以下注意事项：

（1）这是一个多输入/多输出的有效性综合评价方法。除 DEA 以外，其他方法几乎都局限在单输入/输出的评价。DEA 法能解决多输入/多输出指标评价问题具有绝对优势。

（2）评价指标包含人文、社会、心理等领域中的非结构化因素，但需要按可靠标准给以量化或赋值，分为若干级别或者以数字表示。

（3）在实际应用中，投入指标和产出指标均有不同的纲和量，但这并不构成使用 DEA 法时的困难。决策单元的最有效率指标与投入指标值及产出指标值的量纲选取无关。因此，DEA 方法并不直接对指标数据进行综合分析，在建立模型前无须对数据进行无量纲化处理。

DEA 法适用于多输入/多输出的复杂系统，主要体现在以下几点：

（1）以决策单元各输入/输出的权重为变量，从最有利于决策单元的角度进行评价，从而避免了确定各指标在优先意义下的权重。

（2）假定每个输入都关联到一个或者多个输出，而且输入输出指标之间确实存在某种关系，使用 DEA 法则不必确定这种关系的显示表达式。

（3）由于 DEA 法的优点是无须任何权重假设，每一个输入/输出的权重不是根据评价者的主观认定，而是由决策单元的实际数据求得的最优权重。因此，DEA 法排除了很多主观因素，具有很强的客观性。

自 1987 年提出第一个 DEA 模型——C^2R 模型并用于评价部门间的相对有效性以来，DEA 法不断得到完善并在实际中被广泛运用，包括技术进步、科技创新、资源配置、金融投资等各个领域，特别是在对非单纯盈利的公共服务部门，如学校、医院、某些文化设施等的效率评价方面，DEA 法被认为是一个有效的方法。目前，随着相关理论研究的不断深入，DEA 法应用领域日益广泛，而且 DEA 法对社会经济系统多投入和多产出相对有效性评价的独具优势是其他方法所不能取代的。

5.3.1.2　模型介绍

在社会、经济和管理领域中，需要对具有相同类型的部门、企业或者同一单位不同时期的相对效率进行评价，这些部门、企业或时期称为决策单元。本节在介绍 DEA 模型和计算步骤的过程后，对市级三甲医院的科研与服务效率进行评价研究。评价的依据是决策单元的一组投入指标数据和一组产出指标数据。投入指标是决策单元在社会、经济和管理活动中需要耗费的经济量；产出指标是决策单元在某种投入要素组合下，表明经济活动产出成效的经济量。投入与产出指标数据是实际观测结果。根据投入指标数据和产出指标数据评价决策单元的相对有效性，即评价部门、企业或时期之间的相对有效性。

C^2R 模型是 DEA 方法的第一个模型，后期的模型都是在该模型基础上进行改进的，本书根据该模型进行计算评价，因此主要介绍 C^2R 模型。

设某个 DMU 在一项生产活动中的输入向量为

$$x = (x_1, x_2, \cdots, x_m)^T,$$

输出向量为

$$y = (y_1, y_2, \cdots, y_m)^T$$

则可以用 (x, y) 来表示这个 DUM 的整个生产活动。在本书中，医院的服务投入和科研投入就是输入变量，医院的服务产出和科研产出就是输出变量。

现设有 n 个 $\mathrm{DMU}_j (1 \leqslant j \leqslant n)$，$\mathrm{DMU}_j$ 对应的输入、输出向量分别为

$$x_j = (x_{1j}, x_{2j}, \cdots, x_{mj})^T > 0, j = 1, 2, \cdots, n;$$

$$y_j = (y_{1j}, y_{2j}, \cdots, y_{mj})^T > 0, j = 1, 2, \cdots, n;$$

而且 $x_{ij} > 0, y_{rj} > 0, i = 1, 2, \cdots, m; r = 1, 2, \cdots, s$。

即每个决策单元有 m 种类型的"输入"以及 s 种类型的"输出"；

x_{ij} 为第 j 个决策单元对第 i 种类型输入的投入量；

y_{rj} 为第 j 个决策单元对第 r 种类型输入的产出量；

x_{ij} 和 y_{rj} 为已知的数据，可以根据历史资料得到，是实际观测到的数据。

在本书对市级三甲医院的服务投入产出分析中，$m = 4$，$s = 4$。决策单元的输入分别是医院职工人数、开放病床数、医院总支出和政府投入，输出单元为门诊服务量、急诊服务量、住院服务量和医院总收入。市级三甲医院的科研投入产出分析中，$m = 3$，$s = 4$。决策单元的输入分别是科研经费投入、科研人员数量和科研设备数量，对应的输出单元分别为科研立项

数量、人才培养数量、科研成果发表数量和专利数。

在生产过程中各种输入和输出之间的地位与作用不同，因此要对 DMU 进行评价，需对它的输入和输出进行"综合"，即把他们看作只有一个总体输入和一个总体输出的生产过程，这样就要赋予每个输入、输出指标恰当的权重（如图 5.1 所示）。

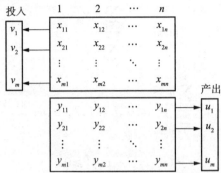

v_i：对第 i 种类型输入的一种度量（或称权）

u_r：对第 r 种类型输入的一种度量（或称权）

$i=1,2,\cdots,\ m;r=1,2,\cdots s.$

图 5.1　n 个 DMU 的输入输出

由于在一般情况下对输入、输出指标之间的信息结构了解较少或者这些指标之间的相互替代性比较复杂，同时想尽量避免分析者主观意志的影响，因此必须首先规定输入和输出权向量

$$v = (v_1, v_2, \cdots, v_m)^T,$$

$$u = (u_1, u_2, \cdots, u_m)^T$$

在这里，v_i 为对第 i 种类型输入的一种度量（权）；u_r 为对第 r 种类型输出的一种度量（权）。每个决策单元 DMU_j 都有相应的效率评价指数

$$h_j = \frac{u^T y_j}{v^T x_j} = \frac{\sum\limits_{r=1}^{s} u_r y_{rj}}{\sum\limits_{i=1}^{mn} v_i x_{ij}}, j = 1, 2, \cdots, n$$

总可以适当的取得权重系数 v 和 u，使 $h_j \leqslant 1$。

现在对 j_0 个决策单元进行效率评价。一般来说，h_{j_0} 越大，表明 DMU_{j_0}

能够用相对较少的输入而得到相对较多的输出。这样，如果要对 DMU_{j_0} 进行评价，看 DMU_{j_0} 在这 n 个 DMU 中相对来说是不是最优的。可以观察当尽可能地变化权重时，h_{j_0} 的最大值究竟是多少。以第 j_0 个决策单元的效率指数为目标，以所有决策单元（含第 j_0 个决策单元）的效率指数为约束，就构造如下的 C^2R 模型

$$\max h_{j_0} = \frac{\sum\limits_{r=1}^{s} u_r y_{rj_0}}{\sum\limits_{i=1}^{mn} v_i x_{ij_0}}$$

$$s.\,t.\ \frac{\sum\limits_{r=1}^{s} u_r y_{rj}}{\sum\limits_{i=1}^{mn} v_i x_{ij}} \leqslant 1, j = 1,2,\cdots,n;$$

$$v = (v_1, v_2, \cdots, v_m)^T \geqslant 0;$$

$$u = (u_1, u_2, \cdots, u_m)^T \geqslant 0$$

其中，$v \geqslant 0$ 表示 $i = 1$，2，$\cdots$，m，$v_j \geqslant 0$，并且至少存在某 $i_0(1 \leqslant i_0 \leqslant m)$，$v_{j_0} > 0$。对于 $u \geqslant 0$ 含义不同。

上式是一个分式规划问题，使用 Charnes – Cooper 变化，即令

$$t = \frac{1}{v^T x_0}, w = tv, \mu = tu$$

可编程如下的线性规划模型

$$(P)\begin{cases} \max\ h_{j_0} = \mu^T y_0 \\ s.\,t.\ w^T x_j - \mu^T y_0 \geqslant 0, j = 1,2,\cdots,n \\ w^T x_0 = 1 \\ w \geqslant 0 \\ \mu \geqslant 0 \end{cases}$$

用线性规划的最优解来定义决策单元 j_0 的有效性。不难看出，利用上述模型来评价决策单元 j_0 是不是有效是相对其他所有决策单元而言的。

注意 C^2R 可用线性规划 P 来表达。而线性规划一个极重要、极有效的理论是对偶理论，通过建立对偶模型更容易从理论及经济意义上做深入分析。

该线性规划的对偶规划为

$$
(D')\begin{cases}
\max \theta \\
s.t. \sum_{j=1}^{n} \lambda_j x_j \leqslant \theta x_0 \\
\sum_{j=1}^{n} \lambda_j y_j \leqslant \theta y_0 \\
\lambda_j \geqslant 0, j = 1, 2, \cdots, n \\
\theta \text{ 无约束}
\end{cases}
$$

应用线性规划对偶理论，可以通过对偶规划来判断 DMU_{j_0} 的有效性。为了讨论及应用方便，进一步引入松弛变量 s^+ 和剩余变量 s^-，将上面的不等式约束变为等式约束，则可变为

$$
(D)\begin{cases}
\max \theta \\
s.t. \sum_{j=1}^{n} \lambda_j x_j + s^+ = \theta x_0 \\
\sum_{j=1}^{n} \lambda_j y_j - s^- = \theta y_0 \\
\lambda_j \geqslant 0, j = 1, 2, \cdots, n \\
\theta \text{ 无约束}
\end{cases}
$$

以后直接称线性规划 (D) 为线性规划 (P) 的对偶规划。下面给出几条定理与定义，目的是为以后模型的应用做准备。

定理 1 线性规划 (P) 和其对偶规划 (D) 均存在可行解，所以都存在最优值。假设他们的最优值分别为 $h_{j_0}^*$ 与 θ^*，则 $h_{j_0}^* = \theta^* \leqslant 1$。

定义 1 若线性规划 (P) 的最优质 $h_{j_0}^* = 1$，则称决策单元 DMU_{j_0} 为弱 DEA 有效。

定义 2 弱线性规划 (P) 的解中存在 $w^* > 0$，$\mu^* > 0$，并且其最优值 $h_{j_0}^* = 1$，责成决策单元 DMU_{j_0} 为 DEA 有效的。

弱 DEA 有效即具备了有效性的基本条件。DEA 有效则表明各项投入及各项产出都不能置之一旁，即这些投入及产出都对其有效性做了不可忽视的贡献。

定理 2 DMU_{j_0} 为弱 DEA 有效的充分必要条件是线性规划（D）的最优值 $\theta^* = 1$。DMU_{j_0} 为 DEA 有效的充分必要条件是线性规划（D）的最优值 $\theta^* = 1$，并且对于每个最优解 λ^*，都有 $s^{*+} = 0$ 和 $s^{*-} = 0$。

进一步说明下 DEA 有效性的经济意义。能够用 C^2R 判定生产活动是否同时技术有效和规模有效。结论如下：

（1）$\theta^* = 1$，并 $s^{*+} = 0$，$s^{*-} = 0$。此时决策单元 j_0 为 DEA 有效。决策单元 j_0 的生产活动同时为技术有效和规模有效。

（2）$\theta^* = 1$，但至少有某个输入或输出松弛变量大于零。此时决策单元 j_0 为弱 DEA 有效。决策单元 j_0 不是同时技术有效和规模有效。即此时的活动不能同时技术效率最佳和规模效率最佳。

（3）$\theta^* < 1$，决策单元 j_0 不是 DEA 有效。决策单元 j_0 的生产活动即不是技术效率最佳，也不是规模收益最佳。

此外，通常还可以用 C^2R 模型中 λ_j 的最优值来判断 DMU 的规模收益情况。结论如下：

（1）如果存在 $\lambda_j^*(j = 1,2,\cdots,n)$ 使 $\sum \lambda_j^* = 1$，则 DMU 为规模效益不变。

（2）如果不存在 $\lambda_j^*(j = 1,2,\cdots,n)$ 使 $\sum \lambda_j^* = 1$，则弱 $\sum \lambda_j^* < 1$，那么 DMU 为规模效益递增。

（3）如果不存在 $\lambda_j^*(j = 1,2,\cdots,n)$ 使 $\sum \lambda_j^* = 1$，则弱 $\sum \lambda_j^* > 1$，那么 DMU 为规模效益递减。

检验 DEA 有效性时，可利用线性规划，也可利用对偶线性规划。无论哪种方法都比较复杂，通过构造一个稍加变化的模型可使这一检验简化。这就是具有非阿基米德无穷小的 C^2R 模型。利用该模型可以一次性判断出决策单元是 DEA 有效，还是弱 DEA 有效，或者是非 DEA 有效。如果某个决策单元不属于 DEA 有效，一个很自然的问题就会产生：它与相应的 DEA 有效"差距"多大，或者说，与同类型的其他决策单元相比，需要在那些方面做何等程度的努力，才可达到 DEA 有效。由于本书研究篇幅有限不在此问题上做过多深入研究。

5.3.1.3　模型应用步骤

DEA 方法应用的一般步骤为，明确评价目的、选择 DMU、建立输入/输出评价指标体系、收集和整理数据、DEA 模型的选择和进行计算、分析评价结果并提出决策建议，下面分别进行阐述。

（1）DEA 方法的基本功能是"评价"，特别是进行多个同类样本间的"相对优劣性"的评价，在进行评价之前有以下问题需要明确，包括哪些 DMU 能够在一起评价？通过什么样的输入/输出指标体系进行评价？选择什么样的 DEA 模型进行评价？为了能使 DEA 方法提供的信息具有较强的科学性，上述问题应该服从于应用 DEA 方法的具体研究目的。因此，明确评价目的是应用 DEA 方法的首要问题。当然，这里所说的"评价"是广义的，实际上是指通过 DEA 方法提供的评价功能而进行的系统分析工作。

（2）选择 DMU。由于 DEA 方法是在同类型的 DMU 之间进行相对有效性的评价。因此，选择 DMU 的一个基本要求就是 DMU 同类型。在实际应用中以下两点可以帮助研究者选择 DMU：①用 DMU 的物理背景或者活动空间来判断，即 DMU 具有相同的外部环境、相同的输入/输出指标和相同的目标任务等；②用 DMU 活动的时间间隔来构造。另外，DMU 数量不宜过多，否则会使 DMU 的同类型受到影响。

（3）建立输入/输出指标体系是应用 DEA 方法的基本前提。DEA 法主要是利用各决策单元的输入/输出评价指标数据对决策单元进行相对有效性评价。系统的评价指标不同，其有效性的评价结果也将不同。

（4）收集和整理数据资料。采用 DEA 方法评价各决策单元的相对有效性时，需要输入各决策单元的输入/输出指标值，这些指标值的正确性将直接影响决策单元的相对有效性评价结果。因此，正确收集和科学整理各决策单元的输入/输出数据就成为 DEA 评价中的重要组成部分。

（5）DEA 具有多种模型，进行评价选用哪种模型一般从两个方面考虑：首先是由于具有非阿基米德无穷小的 DEA 模型在判断 DMU 是否为（弱）DEA 具有一定优势；其次是为了得到不同侧面的评价信息，在可能情况下，尽量选用不同类型的 DEA 模型同时进行分析，再把分析结果进行比较。具体的求解结果可采用目前已有的 DEA 软件来进行求解。通过求解 DEA 模型，获得各决策单元的评价结果。

（6）对于一组 DMU，在确定了指标体系后，选择合适的 DEA 模型，进行相对有效性评价，并在评价结果基础上进行分析。需要考虑如何把分析工作设计得更为细致、全面，尽可能提供更多的比较信息。最主要的目的是，利用 DEA 法规划模型的求解结果，判断各决策单元的 DEA 有效性，找出非有效性决策单元的无效原因及其改进措施，形成评价结果报告，并提出相应的政策建议。

5.3.2 DEA 方法在医疗卫生领域的应用

Sherman 是第一个用 DEA 方法对马萨诸塞州教学医院多变量产出的测量与效率进行评价，是第一个把 DEA 方法引入到医疗卫生领域的学者，至今 DEA 方法越来越广泛的应用到医疗卫生效率评价领域中来。例如，Magnussen（1996）利用 13 家医院的资料来验证 DEA 的使用规律发现：医院效率指标中产出指标的选定决定了医院最终的效率得分。经 W 秩和检验，不同产出指标的组合模型，DEA 得分具有明显差异。Linna（1998）利用 DEA 方法调查了芬兰 1988—1994 年 43 所医院的效率变化，发现一个很有意思的结论：1990—1991 年和 1992—1993 年的效率有了显著性的提高，而这正是该国经济衰退的时候。

DEA 方法在国外卫生领域的应用，除了对医院效率进行评价外，有的学者还利用 DEA 效率得分为因变量，分析医院的特征与医院效率的关系；有的学者在对医院效率进行分析的同时，通过非有效医院与有效医院的对比，得到非有效医院在投入和产出方面的不足；很多学者通过测量医院的效率来分析国家卫生改革的效果。

国内学者对于 DEA 法也有大量的应用研究，如柳洪杰（2013）基于北京市 A 区卫生局上报北京市卫生局的年度最终统计数据资料，分别采集该区区属各家医疗机构 2008—2012 年所有的卫生统计数据，运用经典的数据包络分析的 C^2R 和 BC^2 模型分别对二级医院和社区医院进行综合效率、技术效率和规模效率进行研究，其中投入指标分别为在岗职工、实有床位、固定资产、医院支出（二级医院）和总诊疗人次、卫生技术人员数量、业务用房面积、固定资产（社区医院）；产出指标分别为实际占用总床日数、总诊疗人次数、药品外收入、出院人数（二级医院）和医院支出、药品外收入、年末城镇居民健康档案累计建档人数、社区服务患者量（社区医院）。在这些指标数据基础上分析了北京市 A 区区属医疗机构医疗服务效率和存在的问题，并对存在的问题提出了合理的意见和建议。史丽雯等（2014）参考工业和信息化部 2011 年医药工业企业排序选取我国 21 家制药企业，采用数据包络分析（DEA）方法，对其创新活动的投入/产出效率进行分析。评价了中国制药企业的综合综合效率、技术效率和规模效率，揭示了我国制药企业创新效率平均水平良好，但大部分制药企业需改善资源配置，尤其是研发投入有待提高，规模报酬尚未达到理想状态。此外，侯文等（2001）分析了 10 所国家级贫困县级医院的医疗服务效率。王涵（2006）等运用 DEA 法评价哈尔滨 20 家三甲医院的服务效率。王酋金（2002）等探讨了 DEA 法在评价医院科研机构科研效率的应用。黄敏（2006）等利用 DEA 对科研机构规模效益进行分析。

国内外学者们普遍认为 DEA 方法对于医院效率的评价具有较强的适用性，并能够客观的反映现实情况，能弥补其他方法应用的不足之处。DEA 方法在评价在卫生领域方面已经广泛的应用，常用的评价模型为 C^2R 模型，该模型是针对规模有效性与技术有效性而言的总体有效性，评价效率的内容包括医院服务效率、医院科研效率、运营效率等各个方面。

DEA 方法应用对于指标的选择具有严格的要求，总体原则是：1）数据要充分反映医院投入与产出的信息，可获得性强，具有较高的可靠性和可度量性；2）绝对指标与相对指标搭配合理，从效率比原则考虑，应以最小投入指标得到最大产出指标；3）评价指标总数要小于评价单位数目的一半。基于以上原则，目前研究中常用的服务效率投入指标包括：床位数、职工总数、医疗支出、固定资产总值及专用设备总值等；常用的产出指标包括：门诊人次数、急诊人次数、出院人次数、住院床日数和手术次数等；科研效率投入指标包括科研经费、科研人员、科研设备等；产出指标包括立项数、科研成果发表数、专利数、人才培养等。

目前国内 DEA 的研究大部分均按照研究目的，采用上述指标体系中的几个，而陈志兴等（1994）尝试选择两组不同投入与产出指标来评价相同医院效率，但发现不同指标体系下，大多数医院的总体有效性、技术有效性及规模有效性得分结果会明显变化，因此提出投入与产出指标的选取应慎重，应较全面覆盖医院的信息；李杰等（2003）则运用病例组合指数与出院病人的乘积作为产出指标，以考虑疾病严重程度对医院服务效率的影响，从而使针对与此项产出评价结果更准确、可靠；何钦成等（2008）运用 DEA 方法对样本医院进行评价，发现通过构建涵盖医院规模、服务质量及服务效率相关的多项指标评价体系，可以更加客观、科学、合理的对医院效率进行评价。

任何一种研究方法都存在自身的优势与不足之处，相对于其他综合评价方法 DEA 方法的不足表现在：

（1）DEA 方法的假设条件要求比较严格，决策单元的个数同投入产出指标个数要保持一定的比例才能使评价取得满意的结果，并且未考虑随机因素对决策单元效率的影响，这也是所有非参数方法的共同特点，非 DEA 所特有。

（2）该方法的分析技巧较复杂，在一定程度上限制了其广泛应用。对于医院管理者而言，接受 DEA 的难度大于其他相对简单的方法。

（3）DEA 法对数据误差与缺失十分敏感，无形中提高了调查中数据搜集的难度。

（4）DEA 法所评价的是相对效率而不是绝对效率，而所评价的样本医院可能都是效率低下的，只是程度不同而已。

本书所选择 DEA 法，通过对医院科研投入与产出、服务投入与产出的效率评价分析，了解和掌握国内市级三甲医院的服务状况和科研状况。

5.4 基于 DEA 法评价市级三甲医院科研效率

5.4.1 市级三甲医院科研总体效率评价

根据上文介绍的数据包络分析法计算过程，对所选定的 100 家样本医院 2013 年科研投入与科研产出数据进行 DEA 分析，计算出 100 家样本医院科研的总体效率得分、纯技术效率得分、规模效率得分，其中总体效率得分反映的是样本医院的科研资源总体资源配置效率。通过对 DEA 分析结果统计分析，DEA 有效（得分 = 1.0000）的单元有 42 家，占全部医院的 42%，其中东部地区 20 家，中部地区 11 家，西部地区 11 家。从医院地域来说，东部地区医院的有效率最高，达到了 47.62%。

医学，是处理与人体生理处于良好或疾病状态相关问题的一种科学，以治疗预防生理疾病和提高人体生理机体健康为目的，但从定义上来看，它是一个内容繁多的系统学科。同时，医学最注重的是临床实践，是对未知信息的发现到认识。因此，作为科研人员需要将临床一线工作与科研工作相结合。从对 100 家样本医院的科研效率 DEA 分析来看，总体效率最低的医院得分是 0.6604，也就是说该家医院的总体科研效率水平达到了 66.04%，即全国市级三甲医院的科研效率达到了 65% 以上的效率水平。从以上对样本医院的科研效率分析，可以得出我国市级三甲医院的科研效率 DEA 有效比例不及 50%，还有一部分市级三甲医院科研效率水平较低，具有大幅度提升的空间。导致非 DEA 有效的原因一方面是医疗卫生科研队伍水平需要进一步提高，另一方面是相对科研投入偏高，但在当前科技快速发展，人类对现有医疗卫生条件要求水平不断升高的情况下，科研投入仍需要进一步提升。因此，医疗卫生科研队伍需要有更大的提升才能满足当前发展的需要。

表 5.1　市级三甲医院科研总体效率得分

医院	总体效率	医院	总体效率	医院	总体效率
E1	1.0000	E35	1.0000	M32	0.7956
E2	0.9056	E36	0.7790	M33	1.0000
E3	1.0000	E37	0.7356	W1	0.7470
E4	1.0000	M1	0.8744	W2	0.9453
E5	1.0000	M2	0.7363	W3	0.8726
E6	1.0000	M3	0.8592	W4	0.8793
E7	0.8009	M4	0.7686	W5	1.0000

续表

医院	总体效率	医院	总体效率	医院	总体效率
E8	0.7262	M5	0.8414	W6	0.9491
E9	1.0000	M6	0.8993	W7	0.8688
E10	1.0000	M7	1.0000	W8	1.0000
E11	0.8580	M8	0.7786	W9	0.8067
E12	0.8913	M9	0.7372	W10	0.7111
E13	1.0000	M10	0.6604	W11	0.7982
E14	1.0000	M11	0.8266	W12	1.0000
E15	0.8749	M12	1.0000	W13	0.7437
E16	1.0000	M13	0.8066	W14	1.0000
E17	0.8176	M14	0.7091	W15	0.8675
E18	1.0000	M15	0.7984	W16	0.8771
E19	0.9034	M16	1.0000	W17	0.9681
E20	1.0000	M17	0.7347	W18	1.0000
E21	1.0000	M18	1.0000	W19	0.8702
E22	1.0000	M19	0.7354	W20	1.0000
E23	1.0000	M20	0.8606	W21	1.0000
E24	0.8187	M21	1.0000	W22	0.7810
E25	1.0000	M22	0.8386	W23	1.0000
E26	1.0000	M23	0.9082	W24	0.8274
E27	1.0000	M24	1.0000	W25	1.0000
E28	0.8568	M25	1.0000	W26	0.8074
E29	0.8895	M26	0.7356	W27	0.7111
E30	1.0000	M27	0.6606	W28	0.7993
E31	0.9754	M28	1.0000	W29	1.0000
E32	0.8806	M29	1.0000	W30	1.0000
E33	0.9872	M30	0.8079		
E34	0.8149	M31	1.0000		

表 5.2 不同地域市级三甲医院科研总体有效情况

医院地域	东	中	西	合计
有效医院数	20	11	11	42
有效率（%）	47.62	26.19	26.19	100.00
无效医院数	17	22	19	58
无效率（%）	29.31	37.93	32.76	100.00

5.4.1.1 东部地区市级三甲医院科研总体效率评价

东部地区科研总体有效的医院有 20 家，其中 E2、E15、E19、E24 四家样本医院技术有效，但由于规模无效而导致总体无效，有 13 家样本医院科研技术效率与规模效率均无效，因此这 13 家医院要同时提高科研技术效率与规模效率。E2、E15、E19、E24 这四家医院只需要增加市级三甲医院科研资源投入，从而提高市级三甲医院科研规模效率。

表 5.3 东部地区市级三甲医院科研总体效率得分

东部医院	总体效率	技术效率	规模效率
E1	1.0000	1.0000	1.0000
E2	0.9056	1.0000	0.9074
E3	1.0000	1.0000	1.0000
E4	1.0000	1.0000	1.0000
E5	1.0000	1.0000	1.0000
E6	1.0000	1.0000	1.0000
E7	0.8009	0.9742	0.8207
E8	0.7262	0.7370	0.9803
E9	1.0000	1.0000	1.0000
E10	1.0000	1.0000	1.0000
E11	0.8580	0.9727	0.8793
E12	0.8913	0.9074	0.9803
E13	1.0000	1.0000	1.0000
E14	1.0000	1.0000	1.0000
E15	0.8749	1.0000	0.8793
E16	1.0000	1.0000	1.0000

续表

东部医院	总体效率	技术效率	规模效率
E17	0.8176	0.8207	0.9907
E18	1.0000	1.0000	1.0000
E19	0.9034	1.0000	0.9073
E20	1.0000	1.0000	1.0000
E21	1.0000	1.0000	1.0000
E22	1.0000	1.0000	1.0000
E23	1.0000	1.0000	1.0000
E24	0.8187	1.0000	0.8203
E25	1.0000	1.0000	1.0000
E26	1.0000	1.0000	1.0000
E27	1.0000	1.0000	1.0000
E28	0.8568	0.9724	0.8792
E29	0.8895	0.9065	0.9802
E30	1.0000	1.0000	1.0000
E31	0.9754	0.9991	0.9727
E32	0.8806	0.9992	0.8788
E33	0.9872	0.9992	0.9871
E34	0.8149	0.8199	0.9898
E35	1.0000	1.0000	1.0000
E36	0.7790	0.8091	0.9596
E37	0.7356	0.8624	0.8502

5.4.1.2　中部地区市级三甲医院科研总体效率评价

中部地区 33 家样本医院科研总体有效的医院有 11 家，有效率为 33.3%，在全国中东西部总体有效率中最低。其中 M3、M13、M20、M23、M30 这 5 家医院科研技术有效，由于规模无效而导致总体无效。其中，17 家样本医院科研技术效率与规模效率均无效。因此，中部地区应加大市级三甲医院的科研资源投入与管理，提高技术效率的同时提高规模效率，达到科研总体有效。

表 5.4　中部地区市级三甲医院科研总体效率得分

中部医院	总体效率	技术效率	规模效率
M1	0.8744	0.8922	0.9792
M2	0.7363	0.7865	0.9318
M3	0.8592	1.0000	0.8624
M4	0.7686	0.8031	0.9567
M5	0.8414	0.8582	0.9749
M6	0.8993	0.9848	0.9109
M7	1.0000	1.0000	1.0000
M8	0.7786	0.8091	0.9596
M9	0.7372	0.8624	0.8502
M10	0.6604	0.7683	0.8582
M11	0.8266	0.8367	0.9848
M12	1.0000	1.0000	1.0000
M13	0.8066	1.0000	0.8091
M14	0.7091	0.7764	0.9124
M15	0.7984	0.9103	0.8749
M16	1.0000	1.0000	1.0000
M17	0.7347	0.8619	0.8498
M18	1.0000	1.0000	1.0000
M19	0.7354	0.7858	0.9311
M20	0.8606	1.0000	0.8622
M21	1.0000	1.0000	1.0000
M22	0.8386	0.8579	0.9747
M23	0.9082	1.0000	0.9108
M24	1.0000	1.0000	1.0000
M25	1.0000	1.0000	1.0000
M26	0.7356	0.8622	0.8496
M27	0.6606	0.7678	0.8573
M28	1.0000	1.0000	1.0000
M29	1.0000	1.0000	1.0000
M30	0.8079	1.0000	0.8088
M31	1.0000	1.0000	1.0000
M32	0.7956	0.9101	0.8742
M33	1.0000	1.0000	1.0000

5.4.1.3　西部地区市级三甲医院科研总体效率评价

西部地区科研总体有效的市级三甲医院有 11 家，有效率为 36.7%。其中 W17、W26 两家样本医院技术有效而规模效率无效，导致总体无效。有 17 家样本医院科研技术效率与规模效率均无效。总体无效的 19 家医院总体效率均值在 0.74 左右，处于相对较低的效率水平，因此卫生行政部门应加大对西部地区市级三甲医院科研的投入。

表 5.5　西部地区市级三甲医院科研总体服务效率得分

西部医院	总体效率	技术效率	规模效率
W1	0.7470	0.8635	0.8602
W2	0.9453	0.9470	0.9971
W3	0.8726	0.9173	0.9470
W4	0.8793	0.9505	0.9231
W5	1.0000	1.0000	1.0000
W6	0.9491	0.9470	0.9971
W7	0.8688	0.9173	0.9470
W8	1.0000	1.0000	1.0000
W9	0.8067	1.0000	0.8086
W10	0.7111	0.7758	0.9120
W11	0.7982	0.9096	0.8747
W12	1.0000	1.0000	1.0000
W13	0.7437	0.8630	0.8600
W14	1.0000	1.0000	1.0000
W15	0.8675	0.9165	0.9461
W16	0.8771	0.9504	0.9223
W17	0.9681	1.0000	0.9693
W18	1.0000	1.0000	1.0000
W19	0.8702	0.9169	0.9464
W20	1.0000	1.0000	1.0000
W21	1.0000	1.0000	1.0000
W22	0.7810	0.8967	0.8655

续表

西部医院	总体效率	技术效率	规模效率
W23	1.0000	1.0000	1.0000
W24	0.8274	0.8362	0.9843
W25	1.0000	1.0000	1.0000
W26	0.8074	1.0000	0.8085
W27	0.7111	0.7760	0.9123
W28	0.7993	0.9098	0.8744
W29	1.0000	1.0000	1.0000
W30	1.0000	1.0000	1.0000

5.4.2 非 DEA 有效市级三甲医院科研目标分析

5.4.2.1 市级三甲医院非 DEA 有效科研投入目标分析

表 5.6 在有效医院与非有效医院科研产出结果相同的假设下，比较非 DEA 有效医院服科研投入的各项指标：科研经费、科研人员、科研设备，在达到有效的情况下与目标值之间的差距。以医院 E11 为例，实际科研经费为 1921.14 万元，但在医院科研总体有效的前提下，科研经费应为 1339.71 万元，在科研经费这项指标多投入了 43%，以此方法分析其他项指标：科研人员多投入 21%，科研设备多投入 18%。因此，通过对非有效医院科研投入指标的量化处理，可以明确非有效医院的不足之处，为管理者提高医院科研效率提供明确的依据。

表 5.6　非 DEA 有效市级三甲医院科研投入目标分析

医院	总体效率	科研经费/万元		科研人员/人		科研设备/台	
		实际值	目标值	实际值	目标值	实际值	目标值
E2	0.9056	1514.08	806.74	370	297	176	148
E7	0.8009	2143.24	873.18	399	324	358	287
E8	0.7262	2535.63	751.70	390	345	433	370
E11	0.8580	1921.14	1339.71	375	310	304	257
E12	0.8913	1619.87	934.43	447	376	190	136

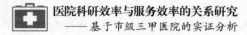
续表

医院	总体效率	科研经费/万元		科研人员/人		科研设备/台	
		实际值	目标值	实际值	目标值	实际值	目标值
E15	0.8749	1727.40	842.49	399	323	256	229
E17	0.8176	2035.93	878.24	359	321	327	295
E19	0.9034	1520.03	846.30	371	327	187	136
E24	0.8187	1986.04	1880.12	414	343	327	272
E28	0.8568	1928.21	847.18	465	375	308	240
E29	0.8895	1640.57	846.34	416	351	201	143
E31	0.9754	1133.23	991.10	358	302	104	70
E32	0.8806	1677.46	925.80	411	329	212	182
E33	0.9872	897.00	2922.80	347	314	100	87
E34	0.8149	2036.84	2843.80	334	259	339	297
E36	0.7790	2329.57	855.04	408	339	383	311
E37	0.7356	2468.23	311.72	429	358	408	341
M2	0.7363	2434.22	909.03	355	294	405	358
M3	0.8592	1866.82	870.11	406	326	298	269
M4	0.7686	2342.35	940.29	394	335	389	337
M5	0.8414	1937.06	847.19	406	357	308	240
M6	0.8993	1554.35	891.03	408	354	188	149
M8	0.7786	2331.86	832.11	449	385	387	339
M9	0.7372	2433.62	908.06	392	324	400	356
M1	0.8744	1837.78	922.82	392	323	261	213
M10	0.6604	3117.69	906.72	355	304	476	403
M11	0.8266	1979.91	1747.86	381	314	325	272
M13	0.8066	2135.04	949.23	319	275	357	295
M14	0.7091	2620.15	851.30	437	382	461	390
M15	0.7984	2172.75	2864.98	377	322	368	310
M17	0.7347	2490.99	792.20	379	303	429	345
M19	0.7354	2477.53	872.43	363	315	421	369
M20	0.8606	1866.74	872.31	340	296	287	237
M22	0.8386	1939.05	4817.89	335	279	310	276
M23	0.9082	1489.54	747.84	453	382	173	146

续表

医院	总体效率	科研经费/万元		科研人员/人		科研设备/台	
		实际值	目标值	实际值	目标值	实际值	目标值
M26	0.7356	2477.41	855.48	363	293	416	356
M27	0.6606	2748.83	958.53	359	300	464	388
M30	0.8079	2088.81	860.19	372	300	339	299
M32	0.7956	2258.36	886.97	413	336	379	331
W1	0.7470	2351.35	893.89	354	307	393	356
W2	0.9453	1488.24	745.82	373	290	163	109
W3	0.8726	1838.16	883.08	415	353	269	229
W4	0.8793	1705.25	852.10	396	332	234	186
W6	0.9491	1483.31	913.05	404	321	151	93
W7	0.8688	1843.12	2871.28	388	309	279	224
W9	0.8067	2122.83	868.76	383	326	350	302
W10	0.7111	2602.10	2742.54	410	338	451	366
W11	0.7982	2215.39	855.79	390	314	372	330
W13	0.7437	2375.71	3805.37	433	346	393	326
W15	0.8675	1851.46	763.18	401	361	286	220
W16	0.8771	1715.51	843.89	375	338	250	213
W17	0.9681	1258.89	318.70	427	373	134	112
W19	0.8702	1841.82	1822.70	371	330	277	250
W22	0.7810	2327.38	823.88	411	352	379	300
W24	0.8274	1970.85	1882.67	456	395	318	254
W26	0.8074	2103.41	822.41	411	359	347	285
W27	0.7111	2604.73	258.05	375	336	455	390
W28	0.7993	2158.56	959.94	373	301	366	306

同样为了进一步了解科研效率水平，需要对非 DEA 有效的样本医院距离有效目标程度进行进一步研究。通过对非 DEA 有效的 58 家医院各投入指标实际值与目标值的比值进行统计，来对总体科研效率情况进行说明，结果如表 5.7 所示。从总体均值上来看，非 DEA 有效的市级三甲医院总体效率均值为 0.8227，对应的标准差为 0.0769，标准差较小，可见非 DEA

有效样本医院的科研效率总体水平为 82.27%。其中，科研经费的实际值与目标值比值均值为 2.1450，说明科研经费实际投入是有效目标值的两倍多，在当前状况下，科研经费存才较严重的浪费情况，实际只有一半科研产出。因此在以后的科研立项、经费审批、经费使用，以及立项结题等环节需要严把质量关，提升科研经费使用效率。

另外，科研经费的实际值与目标值比值标准差为 0.6662，相对较大，说明不同的医院的科研经费使用有效率差异是较大的，个别医院的实际科研经费与有效目标比值为 3.95，超过有效科研经费将近三倍。在实际调研中发现，一般这种科研经费使用效率较低的现象主要存在于有大量科研经费，但科研队伍水平有限的市级三甲医院。其次，科研设备实际值与有效目标值比值的均值为 1.2152，揭示的实际情况是非 DEA 有效的市级三甲医院的科研设备数比有效目标值高出 21.52%。最后是科研人员数量，实际值与有效目标比值均值为 1.1910。因此，从科研效率非 DEA 有效的市级三甲医院来看，特别是科研经费效率实际值比有效目标值的超出比例较大，在经费使用有效率提升上有巨大空间。另外，科研人员未得到充分利用是人才资源的浪费。因此，要将科研经费、科研人员和科研设备有机的结合起来才能对整体科研效率进行显著提升。

表 5.7　非 DEA 有效市级三甲医院科研投入实际值与目标值比值统计

	N	极小值	极大值	均值	标准差
总体效率	58	0.6604	0.9872	0.822755	0.0769409
科研经费	58	1.0105	3.9501	2.149991	0.6662528
科研人员	58	1.1051	1.2896	1.191038	0.0473347
科研设备	58	1.1039	1.6237	1.215150	0.1015915
有效的 N	58				

5.4.2.2　市级三甲医院非 DEA 有效科研产出目标分析

为了进一步了解在当前科研投入状况下，各市级三甲医院理论上应达到的有效目标值，本书对非 DEA 有效的医院科研产出目标进行了分析，结果如表 5.8 所示。从非 DEA 有效的市级三甲医院的科研产出实际值与目标值的对比分析可得出，各项科研产出要素的实际值距离目标值差距越大的市级三甲医院对应的总体效率越低。例如，医院 M27，2013 年科研立项的实际立项书为 9 项，而在科研投入有效的情况下，科研立项数理论值应为 24.01，这两者差距比较大，说明 M27 这家样本医院在科研立项上还有很大的提升空间；在人才培养量上，该医院 2013 年实际培养医疗领域人才数为 32 人，与理论值应为 34.96 人相差不大；科研成果发表量为 57 项（主要统计的是具有一定影响性的科研成果），计算的理论值应为 63.42 项，而实际专利申请量为 17 项，理论目标值应为 27.32 项，实际值与目标值相差 50% 以上，因此可以看出该医院的科研效率较低，在科研产出上还有很大提升空间。为了了解整体非 DEA 有效的医院整体效率状况，采用各要素的目标值与实际值进行对比，然后对比值进行统计分析，结果如表 5.8 所示。

表 5.8　非 DEA 有效市级三甲医院科研产出目标分析

医院	总体效率	科研立项/项		人才培养/人		成果发表/篇		专利申请量/项	
		实际值	目标值	实际值	目标值	实际值	目标值	实际值	目标值
E2	0.9056	13	13.09	34	34.05	50	54.28	3	6.31
E7	0.8009	24	25.45	32	41.44	72	107.97	6	10.28
E8	0.7262	24	26.59	6	18.33	66	94.46	47	67.98
E11	0.858	15	16.35	21	29.61	58	90.73	75	90.30
E12	0.8913	16	20.93	16	31.12	75	121.10	32	37.27
E15	0.8749	13	17.04	35	38.21	27	66.29	35	43.24
E17	0.8176	11	16.91	26	36.14	83	99.16	61	116.63
E19	0.9034	13	15.67	7	19.15	59	75.95	64	72.83
E24	0.8187	16	20.53	43	45.88	66	101.03	20	55.00
E28	0.8568	22	23.04	24	34.11	45	57.27	40	49.05
E29	0.8895	18	18.73	28	34.34	44	58.05	7	10.73
E31	0.9754	10	13.28	33	38.92	29	45.78	26	29.06
E32	0.8806	16	17.73	25	36.82	35	51.44	83	96.59
E33	0.9872	9	13.76	4	16.17	85	114.72	1	3.56
E34	0.8149	21	24.92	22	33.12	30	45.51	28	36.87
E36	0.779	22	23.55	4	14.20	40	70.39	21	29.63

续表

医院	总体效率	科研立项/项		人才培养/人		成果发表/篇		专利申请量/项	
		实际值	目标值	实际值	目标值	实际值	目标值	实际值	目标值
E37	0.7356	19	21.84	11	15.22	30	65.02	8	12.83
M2	0.7363	19	21.54	9	17.32	26	55.32	7	10.99
M3	0.8592	15	22.24	33	47.90	111	149.05	17	23.23
M4	0.7686	13	20.53	15	23.48	53	84.40	57	76.93
M5	0.8414	15	17.55	39	51.18	44	73.81	83	100.97
M6	0.8993	19	21.39	30	38.85	135	182.84	16	20.86
M8	0.7786	25	26.00	9	13.81	61	88.08	13	19.21
M9	0.7372	22	25.70	16	20.28	97	99.02	7	11.05
M1	0.8744	15	17.26	11	15.43	56	85.04	5	7.79
M10	0.6604	28	34.00	35	46.15	66	91.76	41	63.96
M11	0.8266	19	20.16	23	33.08	59	88.37	52	65.22
M13	0.8066	17	24.91	25	27.66	141	162.28	2	4.54
M14	0.7091	20	25.64	7	18.44	63	99.04	27	40.15
M15	0.7984	15	18.75	29	35.42	34	57.89	74	95.09
M17	0.7347	21	24.05	5	9.28	88	104.83	13	20.14
M19	0.7354	19	23.50	7	10.76	41	79.21	4	8.16
M20	0.8606	17	22.91	41	47.37	42	70.52	43	52.13
M22	0.8386	17	20.77	26	25.92	31	42.95	2	5.17
M23	0.9082	17	18.61	16	30.54	70	85.90	14	17.92
M26	0.7356	15	20.70	8	8.84	33	48.84	42	58.82
M27	0.6606	9	24.01	32	34.96	57	63.42	17	27.32
M30	0.8079	20	22.07	47	53.42	64	83.95	40	52.06
M32	0.7956	22	25.20	12	24.59	31	51.33	14	19.40
W1	0.747	25	27.11	7	8.92	48	65.20	2	4.82
W2	0.9453	15	16.37	22	24.23	27	40.18	47	52.55
W3	0.8726	17	18.25	23	36.04	62	91.34	47	56.66
W4	0.8793	13	14.68	41	48.31	126	162.59	50	59.46
W6	0.9491	14	19.18	13	22.90	29	43.75	62	68.19
W7	0.8688	13	17.37	46	57.08	36	53.32	76	90.79
W9	0.8067	20	25.49	30	29.59	36	59.28	51	64.91

续表

医院	总体效率	科研立项/项		人才培养/人		成果发表/篇		专利申请量/项	
		实际值	目标值	实际值	目标值	实际值	目标值	实际值	目标值
W10	0.7111	22	26.98	9	16.46	43	71.21	59	86.10
W11	0.7982	15	19.97	41	54.25	153	181.25	18	25.07
W13	0.7437	21	21.43	10	19.96	30	57.16	42	58.70
W15	0.8675	16	21.62	37	44.22	59	85.05	33	40.87
W16	0.8771	19	21.31	37	46.70	60	111.53	6	9.18
W17	0.9681	11	17.48	32	34.21	114	156.67	69	73.57
W19	0.8702	9	15.36	21	29.48	54	81.37	6	9.91
W22	0.781	23	26.87	36	37.81	43	76.60	29	39.85
W24	0.8274	13	17.55	16	29.91	51	82.62	13	18.71
W26	0.8074	18	19.27	44	49.61	115	148.18	5	8.08
W27	0.7111	22	24.50	37	41.63	59	70.48	61	86.88
W28	0.7993	21	22.46	37	40.70	161	166.73	42	54.81

通过对各科研产出要素的目标值与实际值的比值进行统计分析,可以清晰的了解到非 DEA 有效的市级三甲医院关于科研产出非有效的整体状况。非 DEA 有效的医院科研总体效率在 0.6604~0.9872,均值为 0.8228,即整体非 DEA 有效的医院科研总体平均效率为 82.28%。对于科研立项来说,目标值与实际值在 0.3749 与 0.9924,即实际值距离目标值最小的差距为 0.76%,最大的为 62.51%,整体均值为 0.8019,即非 DEA 有效的医院实际科研立项数距离目标值平均差 19.81%。同样,人才培养量、成果发表和专利申请数的实际值与目标值相差平均分别为 34.48%、13.07% 和 36.32%,其中人才培养和专利申请量实际值与目标值相差达到了 4.04 倍和 6.17 倍,实际值与目标值具有很大差距差距,另外这两个要素对应的标准差分别为 0.609 和 0.732,说明人才培养和专利申请数在各个市级三甲医院的波动还是比较大的,在未来发展过程中需要着重考虑。科研立项是各个医院都想尽量提升的,医院会尽最大实力去争取科研立项,成果发表是科研产出的一种重要表现形式,各个医院都具有奖励措施。因此,科研立项和成果发表相对总体目标的距离更近一些。

表 5.9　非 DEA 有效市级三甲医院科研产出实际值与目标值比值统计

	N	极小值	极大值	均值	标准差
总体效率	58	0.6604	0.9872	0.8228	0.0769409
科研立项	58	0.3749	0.9924	0.8019	0.2519156
人才培养	58	0.2474	0.9999	0.6552	0.6090918
成果发表	58	0.4044	0.9803	0.8693	0.2782355
专利申请量	58	0.1621	0.9334	0.6368	0.7321181
有效的 N（列表状态）	58				

5.4.3　市级三甲医院科研技术效率评价

　　表 5.10 为 100 家市级三甲医院科研的纯技术效率得分，技术有效的医院共 54 家，有效率达到 54%。其中，东部地区技术有效的医院有 24 家，中部地区有 16 家，西部地区 14 家，东部地区有效率达到 64.9%，中部地区 48.5%，西部地区为 46.7%。由此可见，东部地区经济发展迅速，人才聚集，在市级三甲医院科研方面技术有效率在全国仍处于领先地位。

表 5.10　市级三甲医院科研纯技术效率得分

医院	技术效率	医院	技术效率	医院	技术效率
E1	1.0000	E35	1.0000	M32	0.9101
E2	1.0000	E36	0.8091	M33	1.0000
E3	1.0000	E37	0.8624	W1	0.8635
E4	1.0000	M1	0.8922	W2	0.9470
E5	1.0000	M2	0.7865	W3	0.9173
E6	1.0000	M3	1.0000	W4	0.9505
E7	0.9742	M4	0.8031	W5	1.0000
E8	0.7370	M5	0.8582	W6	0.9470
E9	1.0000	M6	0.9848	W7	0.9173
E10	1.0000	M7	1.0000	W8	1.0000
E11	0.9727	M8	0.8091	W9	1.0000
E12	0.9074	M9	0.8624	W10	0.7758
E13	1.0000	M10	0.7683	W11	0.9096

续表

医院	技术效率	医院	技术效率	医院	技术效率
E14	1.0000	M11	0.8367	W12	1.0000
E15	1.0000	M12	1.0000	W13	0.8630
E16	1.0000	M13	1.0000	W14	1.0000
E17	0.8207	M14	0.7764	W15	0.9165
E18	1.0000	M15	0.9103	W16	0.9504
E19	1.0000	M16	1.0000	W17	1.0000
E20	1.0000	M17	0.8619	W18	1.0000
E21	1.0000	M18	1.0000	W19	0.9169
E22	1.0000	M19	0.7858	W20	1.0000
E23	1.0000	M20	1.0000	W21	1.0000
E24	1.0000	M21	1.0000	W22	0.8967
E25	1.0000	M22	0.8579	W23	1.0000
E26	1.0000	M23	1.0000	W24	0.8362
E27	1.0000	M24	1.0000	W25	1.0000
E28	0.9724	M25	1.0000	W26	1.0000
E29	0.9065	M26	0.8622	W27	0.7760
E30	1.0000	M27	0.7678	W28	0.9098
E31	0.9991	M28	1.0000	W29	1.0000
E32	0.9992	M29	1.0000	W30	1.0000
E33	0.9992	M30	1.0000		
E34	0.8199	M31	1.0000		

5.4.4 市级三甲医院科研规模效率评价

表 5.11 为 100 家医院科研的规模效率得分，规模有效的医院共 42 家，有效率为 42%，与总体有效率相同。其中东部地区规模有效的医院 20 家，中部地区 11 家，西部地区 11 家。非规模有效的 58 家医院科研都是规模递增。

运用 DEA 法对 100 家市级三甲医院科研效率进行分析，可以让卫生行政管理部门明确科研资源配置的调整方向，加大对科研规模效益递增医院的科研资源投入，优化资源配置，提高医院科研效率。

表 5.11　市级三甲医院科研规模效益效率得分

医院	规模效率	医院	规模效率	医院	规模效率
E1	1.0000	E35	1.0000	M32	0.8742
E2	0.9074	E36	0.9596	M33	1.0000
E3	1.0000	E37	0.8502	W1	0.8602
E4	1.0000	M1	0.9792	W2	0.9971
E5	1.0000	M2	0.9318	W3	0.9470
E6	1.0000	M3	0.8624	W4	0.9231
E7	0.8207	M4	0.9567	W5	1.0000
E8	0.9803	M5	0.9749	W6	0.9971
E9	1.0000	M6	0.9109	W7	0.9470
E10	1.0000	M7	1.0000	W8	1.0000
E11	0.8793	M8	0.9596	W9	0.8086
E12	0.9803	M9	0.8502	W10	0.9120
E13	1.0000	M10	0.8582	W11	0.8747
E14	1.0000	M11	0.9848	W12	1.0000
E15	0.8793	M12	1.0000	W13	0.8600
E16	1.0000	M13	0.8091	W14	1.0000
E17	0.9907	M14	0.9124	W15	0.9461
E18	1.0000	M15	0.8749	W16	0.9223
E19	0.9073	M16	1.0000	W17	0.9693
E20	1.0000	M17	0.8498	W18	1.0000
E21	1.0000	M18	1.0000	W19	0.9464
E22	1.0000	M19	0.9311	W20	1.0000
E23	1.0000	M20	0.8622	W21	1.0000
E24	0.8203	M21	1.0000	W22	0.8655
E25	1.0000	M22	0.9747	W23	1.0000
E26	1.0000	M23	0.9108	W24	0.9843
E27	1.0000	M24	1.0000	W25	1.0000
E28	0.8792	M25	1.0000	W26	0.8085
E29	0.9802	M26	0.8496	W27	0.9123

医院	规模效率	医院	规模效率	医院	规模效率
E30	1.0000	M27	0.8573	W28	0.8744
E31	0.9727	M28	1.0000	W29	1.0000
E32	0.8788	M29	1.0000	W30	1.0000
E33	0.9871	M30	0.8088		
E34	0.9898	M31	1.0000		

5.5 基于 Malmquist 指数法市级三甲医院科研效率动态变化趋势

5.5.1 Malmquist 指数评价模型

数据包络分析法（DEA）主要是采用静态方法对服务效率进行评价分析，即对一个个体在同一时间点上的投入产出要素进行横向比较分析来对未来趋势进行判断，但其不足为 DEA 模型不能对服务效率的演化路径进行分析。基于此可以采用 Malmquist 指数评价法来解决这一问题，通过 Malmquist 指数评价法对我国市级三甲医院的科研效率进行分析，从整体了解我国市级三甲医院历年科研效率发展趋势。

假定每个时刻 $t = 1$，2，$\cdots$，T，生产技术 S^t 将各投入要素 x^t 转化为产出 y^t，用集合表示为

$$S^t = \{(x^t, y^t) : x^t \text{ 可以生产 } y^t\}$$

S^t 也叫生产可能性集合，每一个给定的投入的最大产出子集称为生产技术前沿。此外，t 时刻的产出距离函数定义为

$$D^t(x^t, y^t) = \inf\{\theta : (x^t, y^t/\theta) \in S^t\}$$
$$= [\sup\{\theta : (x^t, \theta y^t) \in S^t\}]^{-1}$$

这里 $D^t(x^t, y^t) \leqslant 1$，当且仅当 $(x^t, y^t) \in S^t$；而 $D^t(x^t, y^t) = 1$，当且仅当 (x^t, y^t) 为技术前沿上的点。参照 Fare 等（1994）把 Malmquist 指数定义为

$$M(x^{t+1}, y^{t+1}, x^t, y^t) = \left[\frac{D^t(x^{t+1}, y^{t+1})}{D^t(x^t, y^t)} \times \frac{D^{t+1}(x^{t+1}, y^{t+1})}{D^{t+1}(x^t, y^t)}\right]^{\frac{1}{2}}$$

其中，$D^t(x^{t+1}, y^{t+1})$ 是含有两个不同时刻的距离函数，表示 t 时刻的最大生产技术为参照投入产出量（x^{t+1}, y^{t+1}）所能达到的最大可能产出与实际产出的比率；$D^{t+1}(x^t, y^t)$ 也是一个含有两个不同时刻的距离函数，表示以 $t+1$ 时刻的生产技术为参照投入产出量（x^t, y^t）所能达到的最大可能产出与实际产出之比。同时 Malmquist 指数可以看作两个部分的乘积，即可将 Malmquist 指数分解为技术效率变化（EC）和技术进步（TC）

$$EC = \frac{D^t(x^{t+1}, y^{t+1})}{D^t(x^t, y^t)}$$

$$TC = \left[\frac{D^t(x^{t+1}, y^{t+1})}{D^{t+1}(x^{t+1}, y^{t+1})} \times \frac{D^t(x^t, y^t)}{D^{t+1}(x^t, y^t)} \right]^{\frac{1}{2}}$$

EC 代表的是 t 与 $t+1$ 两个时期之间的相对效率变化，当 EC 大于 1 时，表明决策单元的生产更接近前沿面，相对技术效率有所提高；TC 为服务水平，代表两个时期内生产技术前沿面的移动，当 TC 大于 1 时，表示服务水平有新的提高。利用前文提到的求解 DEA 的线性规划方法，就可以求解出 Malmquist 指数及其分解值。

5.5.2 基于 Malmquist 指数法评价科研效率动态变化趋势

为进一步探究近几年国内科研效率发展状况，了解国内市级三甲医院的科研活动效率发展趋势，本书采用 Malmquist 全要素生产力指数法对 2005—2013 年我国 100 家市级三甲医院的科研活动效率进行动态测评，得到历年国内市级三甲医院科研活动的 Malmquist 指数及其分解指数，进而探讨国内市级三甲医院科研效率发展状况。分析结果如表 5.12 和图 5.2 所示，100 家样本医院的科研效率 Malmquist 指数见附表 5.12。

表 5.12　市级三甲医院科研效率 2005—2013 年 Malmquist 指数及分解指数

年份	技术效率变化	技术进步变化	纯技术效率变化	规模效率变化	Malmquist 指数
2005	1.1997	0.9754	1.1547	1.1193	1.2608
2006	1.1299	0.9056	1.0978	1.0493	1.0432
2007	1.0922	0.8009	1.0641	1.0201	0.8694
2008	1.0901	0.7262	1.0389	1.1270	0.8503

续表

年份	技术效率变化	技术进步变化	纯技术效率变化	规模效率变化	Malmquist 指数
2009	1.0917	0.8580	1.0273	1.2072	1.0640
2010	1.0669	0.9174	1.0180	1.1048	1.0318
2011	1.0332	0.9196	1.0024	1.0926	1.0072
2012	1.0211	0.9282	1.0804	1.0792	1.0822
2013	1.0562	0.9453	1.1048	1.0690	1.1165
均值	1.0868	0.8863	1.0654	1.0965	1.0362

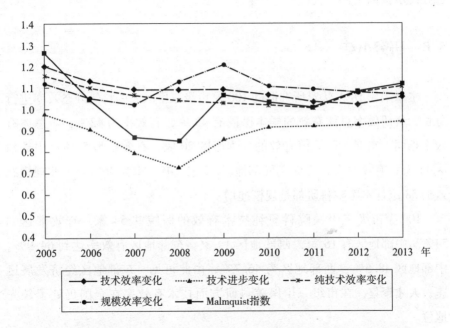

图 5.2 市级三甲医院科研效率 2005—2013 年 Malmquist 指数变化趋势

如图 5.2 所示的市级三甲医院科研活动总体变化趋势得出：在 2005 年，医院的 Malmqusit 指数为 1.2608，大于 1，有 26.08% 的增长速度，整体效率增长速度比较快。从 2005 年到 2008 年逐步成下降趋势，2007 年和 2008 年的 Malmquist 指数小于 1，表明在该期间我国市级三甲医院的科研资源整理利用情况未能得到明显的提高，这主要是由于 2007 年是医疗行业的调整年，并且从 2008 年医疗改革不断加速，医疗卫生机构有一定的调整，因此对科研资源的利用产生了一定的影响。自 2009 年开始，Malmquist 指数呈逐步递增趋势，整体科研资源利用率逐步提高，科研效率呈增长态势。2011 年至 2013 年增长率分别为 0.72%、8.22% 和 11.65%，但从 2005—2013 年 Malmquist 指数的均值来看，我国市级三甲医院的科研效率增长速度为 3.62%，整体增长速度比较缓慢，主要原因是技术进步变化均小于 1 是导致技术效率提高的主要原因。因此，通过采用 Malmquist 全要素生产力指数对国内市级三甲医院的科研活动效率进行动态分析得出，国内市级三甲医院的科研活动投入和产出都在不断的增加，且整体科研效率也在逐步提高。

5.6 研究小结

本章采用 DEA 法对所选取的 100 家市级三甲医院的科研静态效率进行分析，科研效率总体有效的样本医院有 42 家，有效率为 42%，与总体有效率相同，东部地区规模有效的样本医院 20 家，有效率为 54%；中部地区 11 家，有效率为 33.3%；西部地区 11 家，有效率为 36.7%。非规模有效的 58 家样本医院科研都是规模递增。

100 家市级三甲医院科研纯技术有效的医院共 54 家，有效率达到 54%。中部地区有 16 家，西部地区 14 家，东部地区有效率达到 64.9%，中部地区 48.5%，西部地区为 46.7%，由此可见，东部地区经济发展迅速，人才聚集，在市级三甲医院科研方面技术有效率在全国仍处于领先地位。

通过对非 DEA 有效的 58 家样本医院各投入指标实际值与目标值的比值进行了统计，科研经费存在较严重的浪费情况，实际只有一半科研产出。因此，在以后的科研立项、经费审批、经费使用、立项结题水平等环节需要严把质量关，提升科研经费使用效率。另外，不同的医院的科研经费使用有效率差异是较大的，少数医院的实际科研经费与有效目标比值为 3.95，超过有效科研经费将近三倍。非 DEA 有效的医院的科研设备数比有效目标值高出 21.52%，科研人员数量也存在超过将近 20% 的无效率。

从非 DEA 有效的市级三甲医院的科研产出实际值与目标值的对比分析

可知，各项科研产出要素的实际值距离目标值差距越大的市级三甲医院对应的总体效率越低。其中，非 DEA 有效的样本医院实际科研立项数距离目标值平均差 24.7%，人才培养量、成果发表和专利申请数的实际值与目标值相差平均分别为 34.48%、13.07% 和 36.32%。

综合上述分析，可以得出以下结论：市级三甲医院的科研经费要素效率实际值比有效目标值的超出比例较大，在经费有效率提升上有巨大空间。另外，科研人员未得到充分利用，存在人力资源的浪费，因此要将科研经费，科研人员和科研设备有机的结合起来才能对整体科研系统效率进行显著提升。同时，要加强西部不发达地区的科研条件，选派优秀科研队伍到条件艰苦的地区，来促进东西部医疗卫生领域科研发展均衡。卫生行政管理部门可以根据以上分析，明确科研资源配置的调整方向，加大对科研规模效益递增市级三甲医院的资源投入，优化资源配置，提高市级三甲医院科研效率。

为了进一步了解我国市级三甲医院科研效率的演化规律，解决 DEA 模型存在的只能分析同一时期的截面数据的弊端，本书采用了 Malmquist 指数法对国内市级三甲医院 2005—2013 年的科研效率进行了分析，结果显示，除了 2007 年和 2008 年由于医疗改革的影响，科研效率 Malmquist 指数低于 1，其他年份的 Malmquist 指数均大于 1。2009—2013 年，国内市级三甲医院的科研效率都在不断提高，从整体平均值结果来看，近 10 年来，虽然科研效率不断增加，但增长速度相对来说还是比较缓慢。

第6章

基于DEA法与Malmqusit
指数法评价医院服务效率

6.1 研究目的

第 3 章已经详细分析了不同地区市级三级甲等医院的服务投入与产出状况，本章将应用 DEA 法与 Malmqusit 指数法对医院服务效率进行评价研究。并通过分析 DEA 无效样本医院的状况，探究导致国内市级三甲医院服务效率低下的原因，为提升国内市级三甲医院的服务效率提供可靠的依据。

6.2 数据来源

本章节仍选择 25 个省 53 个市共 100 家市级三甲医院作为样本医院，以 2005—2013 年数据作为基础数据。由于数据包络分析法要求数据完整，因此本书在选取样本时直接排除被取消的三级甲等医院和随后新评定的三级甲等医院。

6.3 基于 DEA 法评价市级三甲医院服务效率

6.3.1 市级三甲医院服务总体效率评价

同第 5 章对市级三甲医院科研效率的 DEA 分析一样，根据数据包络分析法计算过程，对所选定的 100 家样本医院 2013 年统计年鉴数据进行计算分析，得到这 100 家医院的总体效率得分和纯技术、规模效率得分。其中，总体效率得分反映的是样本医院的总体资源配置效率，是整体的综合性指标，可以衡量所对应医院的总体运行情况。如果在对应的综合效率较高的单元得分为 1，则称为该单元 DEA 有效。在评价的各个单元中，评分越接近 1 说明对应的效率就越高，反之效率越低。通过对本书所选的 100 家样本医院 DEA 评价结果分析，DEA 有效（得分 = 1.0000）的单元有 41 家，占全部医院的 41%，其中东部地区 17 家，中部地区 13 家，西部地区 11 家。从地域分析来看，东部地区医院的有效率最高，达到了 41.46%，其次是中部地区医院，达到了 31.71%，西部医院的总体有效医院数占到了 26.83%。

近几年，随着居民生活水平的不断提高，对健康更加注重，同时环境污染、饮食安全等问题对居民健康的侵害，医院的服务效率几近饱和状态，特别是三级甲等以上等级的医院，医院的口碑越好，医疗技术越先进就越容易被患者选择。对于东部较为发达的城市居民来说，更愿意去级别较高的医院，同时医疗保险可以报销部分医疗费用，医疗费用压力不是很大，因此，东部地区的市级三甲医院总体服务效率偏高于中部和西部的市级三甲医院，总体无效率医院数为 20 家。总体效率最低的医院得分是 0.7214，也就是说该家医院的总体服务效率水平达到了 72.14%，全国市级三甲医院的服务效率达到了 70% 以上的水平。

表 6.1　市级三甲医院服务总体效率得分

医院	技术效率	医院	技术效率	医院	技术效率
E1	1.0000	E35	1.0000	M32	0.9839
E2	0.8769	E36	0.7747	M33	1.0000
E3	0.9506	E37	0.9109	W1	0.7415
E4	1.0000	M1	0.8731	W2	0.8325
E5	1.0000	M2	0.8736	W3	0.9460
E6	1.0000	M3	1.0000	W4	0.8660
E7	1.0000	M4	0.8624	W5	1.0000
E8	0.7214	M5	0.7683	W6	0.9937
E9	1.0000	M6	0.8367	W7	0.9800

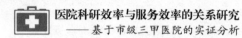

续表

医院	技术效率	医院	技术效率	医院	技术效率
E10	0.8207	M7	1.0000	W8	1.0000
E11	0.8077	M8	0.7761	W9	0.8063
E12	0.8239	M9	0.9109	W10	0.9710
E13	1.0000	M10	0.6580	W11	0.8728
E14	1.0000	M11	0.9596	W12	1.0000
E15	0.7370	M12	1.0000	W13	0.7397
E16	0.8087	M13	0.9963	W14	1.0000
E17	0.8110	M14	0.9712	W15	0.9457
E18	1.0000	M15	0.9849	W16	0.8651
E19	0.8763	M16	1.0000	W17	1.0000
E20	1.0000	M17	0.9102	W18	1.0000
E21	1.0000	M18	1.0000	W19	0.9795
E22	1.0000	M19	0.8734	W20	1.0000
E23	1.0000	M20	0.7321	W21	1.0000
E24	0.8197	M21	1.0000	W22	0.7744
E25	1.0000	M22	0.7678	W23	1.0000
E26	1.0000	M23	0.8361	W24	0.9586
E27	0.8202	M24	1.0000	W25	1.0000
E28	0.8069	M25	1.0000	W26	0.9962
E29	0.8233	M26	0.9106	W27	0.9712
E30	1.0000	M27	0.6568	W28	0.9848
E31	0.9737	M28	0.9591	W29	1.0000
E32	0.7364	M29	1.0000	W30	0.9433
E33	0.8085	M30	1.0000		
E34	0.8095	M31	0.7730		

表 6.2　不同地域市级三甲医院服务总体有效情况

医院地域	东	中	西	合计
有效医院数	17	13	11	41
有效率	41.46%	31.71%	26.83%	100.00%
无效医院数	20	20	19	59
无效率	33.90%	33.90%	32.20%	100.00%

6.3.1.1 东部地区市级三甲医院服务总体效率评价

从 6.3 表中分析得出，东部地区 37 家医院中总体有效的有 17 家，同时也是技术有效和规模有效。技术有效的为 28 家，其中有 9 家医院因为规模无效导致了总体无效。由此可见，东部地区应加强对市级三甲医院的资源管理，在提高技术效率同时，增加规模效率，以达到总体有效。

表 6.3   东部地区市级三甲医院服务总体效率得分

东部医院	总体效率	技术效率	规模效率
E1	1.0000	1.0000	1.0000
E2	0.8769	1.0000	0.9074
E3	0.9506	1.0000	0.9959
E4	1.0000	1.0000	1.0000
E5	1.0000	1.0000	1.0000
E6	1.0000	1.0000	1.0000
E7	1.0000	1.0000	1.0000
E8	0.7214	0.7370	0.9803
E9	1.0000	1.0000	1.0000
E10	0.8207	1.0000	0.9734
E11	0.8077	0.9727	0.8793
E12	0.8239	0.9074	0.9803
E13	1.0000	1.0000	1.0000
E14	1.0000	1.0000	1.0000
E15	0.7370	1.0000	0.8793
E16	0.8087	1.0000	0.9872
E17	0.8110	0.8207	0.9907
E18	1.0000	1.0000	1.0000
E19	0.8763	1.0000	0.9073
E20	1.0000	1.0000	1.0000
E21	1.0000	1.0000	1.0000
E22	1.0000	1.0000	1.0000
E23	1.0000	1.0000	1.0000

东部医院	总体效率	技术效率	规模效率
E24	0.8197	1.0000	0.8203
E25	1.0000	1.0000	1.0000
E26	1.0000	1.0000	1.0000
E27	0.8202	1.0000	0.9733
E28	0.8069	0.9724	0.8792
E29	0.8233	0.9065	0.9802
E30	1.0000	1.0000	1.0000
E31	0.9337	1.0000	0.9727
E32	0.7364	1.0000	0.8788
E33	0.8085	1.0000	0.9871
E34	0.8095	0.8199	0.9898
E35	1.0000	1.0000	1.0000
E36	0.7747	0.8091	0.9596
E37	0.9109	0.8624	0.8502

6.3.1.2 中部地区市级三甲医院服务总体效率评价

从表6.4中分析得出，中部地区总体有效的医院共13家，总体无效的医院20家，中部地区总体有效率达到39.4%，16家医院技术有效，其中有3家医院技术有效由于规模无效而导致总体无效。在20家总体无效的医院中M13、M20、M23是技术有效但规模无效，其中，17家医院是技术效率、规模效率均无效，因此这17家医院必须同时提高技术效率与规模效率；M13、M20、M23三家医院则只需要提高增加相应的资源投入，提高规模效率。

表6.4 中部地区市级三甲医院服务总体效率得分

中部医院	总体效率	技术效率	规模效率
M1	0.8731	0.8922	0.9792
M2	0.8736	0.7865	0.9318
M3	1.0000	1.0000	1.0000

续表

中部医院	总体效率	技术效率	规模效率
M4	0.8624	0.8031	0.9567
M5	0.7683	0.8582	0.9749
M6	0.8367	0.9848	0.9109
M7	1.0000	1.0000	1.0000
M8	0.7761	0.8091	0.9596
M9	0.9109	0.8624	0.8502
M10	0.6580	0.7683	0.8582
M11	0.9596	0.8367	0.9848
M12	1.0000	1.0000	1.0000
M13	0.9963	1.0000	0.8091
M14	0.9712	0.7764	0.9124
M15	0.9849	0.9103	0.8749
M16	1.0000	1.0000	1.0000
M17	0.9102	0.8619	0.8498
M18	1.0000	1.0000	1.0000
M19	0.8734	0.7858	0.9311
M20	0.7321	1.0000	0.8622
M21	1.0000	1.0000	1.0000
M22	0.7678	0.8579	0.9747
M23	0.8361	1.0000	0.9108
M24	1.0000	1.0000	1.0000
M25	1.0000	1.0000	1.0000
M26	0.9106	0.8622	0.8496
M27	0.6568	0.7678	0.8573
M28	1.0000	1.0000	1.0000
M29	1.0000	1.0000	1.0000
M30	1.0000	1.0000	1.0000
M31	1.0000	1.0000	1.0000
M32	0.9839	0.9101	0.8742
M33	1.0000	1.0000	1.0000

6.3.1.3 西部地区市级三甲医院服务总体效率评价

从表6.5中分析得出，西部地区医院总体有效的有11家，总体无效的医院有19家，总体有效率为36.7%，低于中部地区与东部地区。总体无效的医院中W9、W11两家医院技术有效但由于规模无效而导致总体无效，有17家医院技术效率与规模效率均无效。因此，在全国范围内西部地区的总体有效率需要更进一步提高，卫生行政部门应加大对市级三甲医院的资源投入与管理，同时提高医院技术效率与规模效率，达到总体有效。

表6.5 西部地区市级三甲医院服务总体效率得分

西部医院	总体效率	技术效率	规模效率
W1	0.7415	0.8635	0.8602
W2	0.8325	0.9470	0.9971
W3	0.9460	0.9173	0.9470
W4	0.8660	0.9505	0.9231
W5	1.0000	1.0000	1.0000
W6	0.9937	0.9470	0.9971
W7	0.9800	0.9173	0.9470
W8	1.0000	1.0000	1.0000
W9	0.8063	1.0000	0.8086
W10	0.9710	0.7758	0.9120
W11	0.8728	1.0000	0.8747
W12	1.0000	1.0000	1.0000
W13	0.7397	0.8630	0.8600
W14	1.0000	1.0000	1.0000
W15	0.9457	0.9165	0.9461
W16	0.8651	0.9504	0.9223
W17	1.0000	1.0000	1.0000
W18	1.0000	1.0000	1.0000
W19	0.9795	0.9169	0.9464
W20	1.0000	1.0000	1.0000
W21	1.0000	1.0000	1.0000
W22	0.7744	0.8967	0.8655

续表

西部医院	总体效率	技术效率	规模效率
W23	1.0000	1.0000	1.0000
W24	0.9586	0.8362	0.9843
W25	1.0000	1.0000	1.0000
W26	0.9962	1.0000	0.8085
W27	0.9712	0.7760	0.9123
W28	0.9848	0.9098	0.8744
W29	1.0000	1.0000	1.0000
W30	0.9433	0.9468	0.9964

6.3.2 非 DEA 有效市级三甲医院服务目标分析

6.3.2.1 非 DEA 有效市级三甲医院服务投入目标分析

为了分析非 DEA 有效的市级三甲医院实际存在的问题，首先假设非 DEA 有效医院与 DEA 有效医院产出结果相同的条件下，运用齐同产出模式，比较非 DEA 有效市级三甲医院服务投入的各项指标：职工人数、开放病床数、医院支出、政府投入和达到有效的情况下时目标值之间的差距。以 DEA 效率最低的医院 E08 为例，当前医院实际职工人数为 2536 人，但在医院服务总体有效的前提下，职工人数应为 1803 人，在职工人数这项指标多投入了 41%，以此方法分析其他项指标：开放病床数多投入 14%，医院多支出 11%，政府多投入 12%。因此，通过对非有效医院服务投入指标的量化处理，可以明确非有效医院的不足之处，为管理者提高医院服务效率提供明确的依据。

表 6.6 非 DEA 有效市级三甲医院服务投入目标分析

医院	总体效率	职工人数 （人）		开放病床数 （张）		医院支出情况 （万元）		政府资金投入情况 （万元）	
		实际值	目标值	实际值	目标值	实际值	目标值	实际值	目标值
E2	0.8769	1514	1324	1766	1590	39099.02	32403.51	7599.31	6365.71
E3	0.9506	2143	1668	1592	1429	48519.90	43901.59	7031.02	5859.65

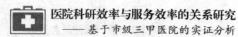
续表

医院	总体效率	职工人数 （人）		开放病床数 （张）		医院支出情况 （万元）		政府资金投入情况 （万元）	
		实际值	目标值	实际值	目标值	实际值	目标值	实际值	目标值
E8	0.7214	2536	1803	1340	1180	56032.45	50699.96	7429.12	6620.94
E10	0.8207	1921	1640	887	794	45506.26	41204.88	8706.33	7112.52
E11	0.8077	1620	1438	1121	985	41174.33	37272.51	7131.52	5883.64
E12	0.8239	1727	1467	1905	1723	43617.29	39482.22	8581.03	7531.42
E15	0.7370	2036	1634	1235	1105	46785.95	42341.78	8439.96	7127.40
E16	0.8087	1520	1352	1467	1281	39425.83	35687.93	7768.44	6716.46
E17	0.8110	1986	1588	1058	911	46691.02	42261.26	8020.07	7035.11
E19	0.8763	1928	1651	876	789	45510.33	41175.48	7662.24	6549.15
E24	0.8197	1641	1459	1189	1068	41211.49	37314.12	8574.50	7591.88
E27	0.8202	1133	1068	836	713	29789.33	26931.35	6702.60	5437.75
E28	0.8069	1677	1440	1083	970	41275.62	37358.56	7364.33	6574.58
E29	0.8233	897	846	980	862	29471.76	26654.76	7575.50	6361.92
E31	0.9337	2037	1615	1596	1399	47068.33	42619.06	7131.59	5982.67
E32	0.7364	2330	1802	1574	1411	51223.14	46385.27	7673.48	6892.78
E33	0.8085	2468	1784	1963	1744	53088.71	48076.90	7494.99	6301.15
E34	0.8095	1838	1580	1409	1241	43768.55	39608.93	7269.52	6319.57
E36	0.7747	2434	1769	1827	1634	53032.12	48016.90	8119.58	6826.65
E37	0.9109	1867	1589	1494	1332	44780.12	40508.40	7960.16	6969.64
M1	0.8731	2342	1783	1024	894	51573.00	46685.13	7753.85	6675.50
M2	0.8736	1937	1616	1546	1361	45751.44	41384.90	7193.75	6238.51
M4	0.8624	1554	1361	1653	1490	39782.28	35983.71	8124.53	7340.71
M5	0.7683	2332	1811	1217	1076	51485.34	46591.46	6485.36	5514.47
M6	0.8367	2434	1754	1631	1464	52136.38	47185.22	8371.25	7223.60
M8	0.7761	3118	2015	1097	991	62615.74	56663.48	6500.05	5260.66
M9	0.9109	1980	1594	1020	918	46393.54	42002.12	7720.81	6226.29
M10	0.6580	2135	1705	1354	1201	48372.66	43789.66	7523.67	6568.03
M11	0.9596	2620	1837	890	785	59240.41	53624.91	8061.99	7114.90
M13	0.9963	2173	1728	1137	999	49724.55	44993.83	8156.67	7059.01
M14	0.9712	2491	1828	1957	1734	55919.89	50597.06	6837.12	5908.79

医院	总体效率	职工人数（人）		开放病床数（张）		医院支出情况（万元）		政府资金投入情况（万元）	
		实际值	目标值	实际值	目标值	实际值	目标值	实际值	目标值
M15	0.9849	2478	1813	932	840	55234.72	49991.24	6955.29	6030.25
M17	0.9102	1867	1585	1655	1471	44746.63	40483.26	8093.30	7045.76
M19	0.8734	1939	1619	1388	1226	46009.89	41655.56	8254.57	6904.89
M20	0.7321	1490	1338	842	756	38926.45	35214.15	8716.75	7526.03
M22	0.7678	2477	1773	2096	1880	53898.61	48803.27	7954.99	7180.24
M23	0.8361	2749	1795	819	735	61123.90	55352.27	7267.07	6217.00
M26	0.9106	2089	1662	1785	1571	47242.32	42743.94	8558.72	7507.11
M27	0.6568	2258	1747	1117	971	50055.57	45294.49	8416.18	7114.09
M32	0.9839	2351	1720	1260	1122	51964.36	47052.13	8899.58	7519.32
W1	0.7415	1488	1374	1334	1167	36028.49	32608.10	6849.77	5625.27
W2	0.8325	1838	1581	834	746	44132.49	39930.39	6872.99	5652.67
W3	0.9460	1705	1474	1047	918	41432.53	37478.01	8808.48	7501.79
W4	0.8660	1483	1366	1608	1433	35657.85	32277.81	8527.54	7544.47
W6	0.9937	1843	1579	1044	943	44474.72	40272.83	8855.76	7583.19
W7	0.9800	2123	1666	2377	2125	47971.57	43399.30	8550.25	7436.39
W9	0.8063	2602	1834	882	795	57987.43	52491.07	7043.48	5843.55
W10	0.9710	2215	1721	1173	1033	49741.70	45012.95	8008.14	6488.80
W11	0.8728	2376	1753	1472	1297	52007.13	47051.67	7121.19	5655.09
W13	0.7397	1851	1595	1272	1136	44678.34	40460.70	7057.74	5860.49
W15	0.9457	1716	1485	1238	1119	41998.36	38020.48	8302.94	7243.87
W16	0.8651	1259	1194	1062	940	35127.38	31809.94	8418.47	6927.86
W19	0.9795	1842	1588	2050	1823	44256.02	40077.43	8062.57	6626.24
W22	0.7744	2327	1810	1096	949	50697.00	45875.83	8831.24	7206.53
W24	0.9586	1971	1620	1457	1300	46102.90	41725.84	7856.88	6827.57
W26	0.9962	2103	1694	1070	931	47831.70	43277.28	8180.02	7401.55
W27	0.9712	2605	1826	912	821	58063.12	52538.94	9454.70	8289.72
W28	0.9848	2159	1723	1117	971	49419.47	44751.36	7481.04	6197.00
W30	0.9433	1684	1258	1046	940	3593.2063	3251.14	8744.79	7967.15

为了进一步掌握和了解非 DEA 有效的市级三甲医院距离有效目标程度，对非 DEA 有效的59家医院服务投入指标实际值与目标值的比值进行了统计，结果如表6.7所示。从总体均值上来看，非 DEA 有效的市级三甲医院职工人数实际值与目标值比值的均值为1.3468，在各服务投入中与目标值比例最高，揭示的实际情况是市级三甲医院的职工人数比有效目标值高出34.68%。其次是开放病床数，最低的是政府资金投入情况。因此，从非 DEA 有效的市级三甲医院来看，实际值比目标值的超出比例并不是很大，这些医院能增加提供服务的空间是也是有限的。

表6.7　非 DEA 有效市级三甲医院服务投入实际值与目标值比值统计

	N	极小值	极大值	均值	标准差
总体效率	59	.6568	.9963	.8608	.0906
职工人数	59	1.0544	1.5473	1.3468	0.1160
开放病床数	59	0.7008	2.1916	1.3064	0.3825
医院支出情况	59	1.1056	1.1725	1.1264	0.0152
政府资金投入情况	59	0.0120	0.2616	0.0294	0.0316
有效的 N（列表状态）	59				

6.3.2.2　非 DEA 有效市级三甲医院服务产出目标分析

以上分析了在假设服务产出为有效情况下，非 DEA 有效的市级三甲医院服务实际投入与目标产出的差距，为了进一步解答：在现有的服务投入条件下，实际服务产出与理论产出还有多大距离？这个问题，本书进一步对非 DEA 有效的市级三甲医院服务产出进行分析。假设当前服务投入有效的情况下，服务产出的目标值，结果如表6.8所示。分析结果中罗列了各非 DEA 有效医院的实际服务产出值与目标产出值的状况。其中，在对医院收入进行测算的过程中，由于在数据收集时，医院收入核算方法有差异，同时也存在对实际数据隐瞒的情况，从而使得测算结果存在很大的偏差。

从总体上来看，总体效率越低的市级三甲医院的各项服务产出要素的实际值与目标值差距就越大，E08医院的实际门诊服务量为212.38，在当前投入下，达到有效的目标值为232.87。通过对比就可以了解到各医院的实际服务产出与目标产出的差异，为了进一步探讨整体非 DEA 服务有效医院的状况，本书运用各服务产出要素的目标值与实际值的比值来衡量实际值与目标值的差距，再对实际值与目标值的比值进行统计分析，然后对整体状况进行探讨。统计结果如表6.9所示。

表 6.8　非 DEA 有效市级三甲医院服务产出目标分析　单位：万人次

医院	总体效率	门诊服务量		急诊服务量		住院服务量	
		实际值	目标值	实际值	目标值	实际值	目标值
E2	0.8769	108.40	115.14	4.90	5.75	6.76	6.79
E3	0.9506	124.23	130.90	4.42	4.86	7.54	7.58
E8	0.7214	212.38	232.87	3.72	4.95	13.18	13.43
E10	0.8207	140.14	152.13	2.46	3.03	13.52	13.97
E11	0.8077	111.43	120.66	3.11	3.87	12.03	12.62
E12	0.8239	166.37	181.90	5.29	6.49	7.29	9.00
E15	0.7370	128.05	140.73	3.43	4.51	14.18	15.90
E16	0.8087	97.30	106.90	4.08	5.06	6.35	6.55
E17	0.8110	179.63	195.62	2.94	3.64	13.51	14.22
E19	0.8763	139.97	153.78	2.43	2.86	6.10	6.11
E24	0.8197	42.31	46.11	3.30	4.06	6.96	7.30
E27	0.8202	80.27	87.67	2.32	2.85	9.38	10.09
E28	0.8069	137.12	149.10	3.01	3.74	7.05	7.11
E29	0.8233	86.34	94.82	2.72	3.34	3.37	3.39
E31	0.9337	197.16	212.20	4.43	4.95	19.27	19.71
E32	0.7364	206.20	222.92	4.37	5.74	5.77	5.78
E33	0.8085	170.44	177.19	5.45	6.77	9.60	11.29
E34	0.8095	119.15	129.92	3.91	4.86	13.58	14.56
E36	0.7747	208.15	226.77	5.08	6.47	14.79	16.26
E37	0.9109	132.48	144.43	4.15	4.73	12.94	13.00
M1	0.8731	231.72	249.31	2.84	3.35	17.15	18.52
M2	0.8736	168.41	181.60	4.29	5.05	10.62	13.66
M4	0.8624	85.71	94.28	4.59	5.45	11.81	11.88
M5	0.7683	170.15	186.80	3.38	4.33	18.51	23.29

续表

医院	总体效率	门诊服务量		急诊服务量		住院服务量	
		实际值	目标值	实际值	目标值	实际值	目标值
M6	0.8367	140.51	151.27	4.53	5.50	12.78	13.24
M8	0.7761	268.21	294.61	3.05	3.88	14.83	15.12
M9	0.9109	88.97	96.77	2.83	3.23	8.54	8.66
M10	0.6580	97.96	107.72	3.76	5.24	6.54	6.59
M11	0.9596	256.09	279.99	2.47	2.69	29.52	30.32
M13	0.9963	150.15	164.30	3.16	3.33	12.93	14.28
M14	0.9712	194.62	206.04	5.43	5.86	17.31	20.50
M15	0.9849	174.38	191.03	2.59	2.76	14.64	15.20
M17	0.9102	119.11	129.18	4.60	5.24	13.92	14.79
M19	0.8734	97.52	106.72	3.85	4.54	10.96	12.12
M20	0.7321	148.73	159.85	2.34	3.08	4.87	5.01
M22	0.7678	231.38	245.24	5.82	7.46	15.68	16.31
M23	0.8361	181.77	198.45	2.27	2.76	7.37	7.47
M26	0.9106	158.48	173.21	4.96	5.65	18.67	18.88
M27	0.6568	130.70	141.78	3.10	4.32	6.10	6.13
M32	0.9839	230.24	252.52	3.50	3.73	17.70	18.56
W1	0.7415	128.78	141.09	3.70	4.85	11.64	12.23
W2	0.8325	152.24	166.29	2.32	2.82	8.72	9.39
W3	0.9460	125.97	136.63	2.91	3.21	10.35	10.55
W4	0.8660	96.83	104.99	4.47	5.29	10.39	11.58
W6	0.9937	167.06	182.29	2.90	3.06	13.05	13.27
W7	0.9800	190.39	208.72	6.60	7.06	12.63	14.12
W9	0.8063	178.51	195.14	2.45	3.05	9.64	9.72
W10	0.9710	146.33	160.77	3.26	3.52	12.12	12.24
W11	0.8728	231.85	253.23	4.09	4.81	24.44	24.59
W13	0.7397	178.31	193.84	3.53	4.63	9.76	10.00
W15	0.9457	73.27	78.12	3.44	3.80	9.25	9.50
W16	0.8651	99.77	109.22	2.95	3.49	7.91	8.36
W19	0.9795	163.45	177.29	5.69	6.10	18.47	18.80

续表

医院	总体效率	门诊服务量		急诊服务量		住院服务量	
		实际值	目标值	实际值	目标值	实际值	目标值
W22	0.7744	171.72	188.85	3.05	3.89	8.95	9.72
W24	0.9586	154.10	168.39	4.05	4.42	14.17	15.82
W26	0.9962	207.56	220.51	2.97	3.13	14.20	14.42
W27	0.9712	220.54	241.45	2.53	2.73	11.40	12.58
W28	0.9848	158.31	173.92	3.10	3.31	6.01	6.06
W30	0.9433	104.84	114.89	2.91	3.22	4.14	4.18

从对非 DEA 有效的市级三甲医院服务产出实际值与目标值比值统计分析可得出，非 DEA 有效的医院门诊服务量的实际值与目标值比值范围为0.9091 ~ 0.9619，急诊服务量的比值波动范围为 0.7178 ~ 0.9490，住院服务量的波动范围为 0.7775 ~ 0.9997。波动范围较小，对应的均值分别为0.9199、0.8409 和 0.9466，即非 DEA 有效的医院服务产出三个要素距离目标值差距分别为 8.01%、15.91% 和 5.34%，表明当前的医院就医情况为供给量仍不能满足就医需求，仍然存在就医难的问题，很多市级三甲医院都是满负荷运转，因此虽然近一半的市级三甲医院的服务投入产出没有达到 DEA 有效，但能够提升的空间是有限的。

表 6.9　非 DEA 有效市级三甲医院服务产出实际值与目标值比值统计

	N	极小值	极大值	均值	标准差
总体效率	59	0.6568	0.9963	0.8608	0.0906
门诊服务量	59	0.9091	0.9619	0.9199	0.0130
急诊服务量	59	0.7178	0.9490	0.8409	0.0907
住院服务量	59	0.7775	0.9997	0.9466	0.0646
医院总收入	59	0.7412	0.9965	0.8929	0.0574
有效的 N（列表状态）	59				

6.3.3　市级三甲医院服务技术效率评价

医院服务纯技术有效即在一定资源投入下，不考虑医院规模效率的前提下，医院的实际产出与在这种前提下所能达到最大产出间的一致程度，既医院在一定投入下是否获得了最大产出。

表 6.10 为 100 家医院的纯技术效率得分，技术有效的医院共 57 家，技术有效率为 57%，技术无效的医院 43 家。其中，技术有效的医院东部地区有 28 家，中部地区有 16 家，西部地区有 13 家。从地域分析仍然是东部地区技术有效率最高，达到了 75.7%。

表 6.10　市级三甲医院服务纯技术效率得分

医院	技术效率	医院	技术效率	医院	技术效率
E1	1.0000	E35	1.0000	M32	0.9101
E2	1.0000	E36	0.8091	M33	1.0000
E3	1.0000	E37	0.8624	W1	0.8635
E4	1.0000	M1	0.8922	W2	0.9470
E5	1.0000	M2	0.7865	W3	0.9173
E6	1.0000	M3	1.0000	W4	0.9505
E7	1.0000	M4	0.8031	W5	1.0000
E8	0.7370	M5	0.8582	W6	0.9470
E9	1.0000	M6	0.9848	W7	0.9173
E10	1.0000	M7	1.0000	W8	1.0000
E11	0.9727	M8	0.8091	W9	1.0000
E12	0.9074	M9	0.8624	W10	0.7758
E13	1.0000	M10	0.7683	W11	1.0000
E14	1.0000	M11	0.8367	W12	1.0000
E15	1.0000	M12	1.0000	W13	0.8630
E16	1.0000	M13	1.0000	W14	1.0000
E17	0.8207	M14	0.7764	W15	0.9165
E18	1.0000	M15	0.9103	W16	0.9504
E19	1.0000	M16	1.0000	W17	1.0000
E20	1.0000	M17	0.8619	W18	1.0000
E21	1.0000	M18	1.0000	W19	0.9169
E22	1.0000	M19	0.7858	W20	1.0000
E23	1.0000	M20	1.0000	W21	1.0000

医院	技术效率	医院	技术效率	医院	技术效率
E24	1.0000	M21	1.0000	W22	0.8967
E25	1.0000	M22	0.8579	W23	1.0000
E26	1.0000	M23	1.0000	W24	0.8362
E27	1.0000	M24	1.0000	W25	1.0000
E28	0.9724	M25	1.0000	W26	1.0000
E29	0.9065	M26	0.8622	W27	0.7760
E30	1.0000	M27	0.7678	W28	0.9098
E31	1.0000	M28	1.0000	W29	1.0000
E32	1.0000	M29	1.0000	W30	0.9468
E33	1.0000	M30	1.0000		
E34	0.8199	M31	1.0000		

6.3.4 市级三甲医院服务规模效率评价

表 6.11 为 100 家市级三甲医院规模效率得分，当等分为 1.0000 时，医院规模效率最佳，得分小于 1，为规模效益递增；规模效率大于 1，为规模收益递减。从表中分析，100 家医院中规模收益最佳的有 41 家，规模有效率达到 41%，与总体有效率相同，非规模有效的医院均为规模收益递增。其中东部地区规模有效 17 家，中部地区 13 家，西部地区 11 家。东部地区规模有效达到 45.9%，为最高。

从表 6.11 中分析得出，市级三甲医院 DEA 总体有效同时一定为纯技术有效和规模有效，虽然部分医院技术有效，但由于规模无效而导致总体无效。因此，通过 DEA 模型分析可以了解医院投入规模是否合理为管理者明确医院卫生资源配置调整方向提供一定思路。

表 6.11 市级三甲医院服务规模效率得分

医院	规模效率	医院	规模效率	医院	规模效率
E1	1.0000	E35	1.0000	M32	0.8742
E2	0.9074	E36	0.9596	M33	1.0000
E3	0.9959	E37	0.8502	W1	0.8602

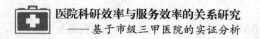
续表

医院	规模效率	医院	规模效率	医院	规模效率
E4	1.0000	M1	0.9792	W2	0.9971
E5	1.0000	M2	0.9318	W3	0.9470
E6	1.0000	M3	1.0000	W4	0.9231
E7	1.0000	M4	0.9567	W5	1.0000
E8	0.9803	M5	0.9749	W6	0.9971
E9	1.0000	M6	0.9109	W7	0.9470
E10	0.9734	M7	1.0000	W8	1.0000
E11	0.8793	M8	0.9596	W9	0.8086
E12	0.9803	M9	0.8502	W10	0.9120
E13	1.0000	M10	0.8582	W11	0.8747
E14	1.0000	M11	0.9848	W12	1.0000
E15	0.8793	M12	1.0000	W13	0.8600
E16	0.9872	M13	0.8091	W14	1.0000
E17	0.9907	M14	0.9124	W15	0.9461
E18	1.0000	M15	0.8749	W16	0.9223
E19	0.9073	M16	1.0000	W17	1.0000
E20	1.0000	M17	0.8498	W18	1.0000
E21	1.0000	M18	1.0000	W19	0.9464
E22	1.0000	M19	0.9311	W20	1.0000
E23	1.0000	M20	0.8622	W21	1.0000
E24	0.8203	M21	1.0000	W22	0.8655
E25	1.0000	M22	0.9747	W23	1.0000
E26	1.0000	M23	0.9108	W24	0.9843
E27	0.9733	M24	1.0000	W25	1.0000
E28	0.8792	M25	1.0000	W26	0.8085
E29	0.9802	M26	0.8496	W27	0.9123
E30	1.0000	M27	0.8573	W28	0.8744
E31	0.9727	M28	1.0000	W29	1.0000
E32	0.8788	M29	1.0000	W30	0.9964
E33	0.9871	M30	1.0000		
E34	0.9898	M31	1.0000		

6.4 基于 Malmquist 指数法的服务效率动态变化趋势

类似 5.6 节对科研效率演化趋势研究，进一步探究近几年国内服务率发展状况，了解市级三甲医院的服务效率发展趋势。本章节采用 Malmquist 全要素生产力指数对 2005—2013 年 100 家市级三甲医院的服务效率进行动态测评，得到历年国内市级三甲医院服务的 Malmquist 指数及其分解指数，进而掌握国内市级三甲医院服务效率的发展状况。分析结果如表 6.12 和图 6.1 所示。

表 6.12 市级三甲医院 2005—2013 年服务效率 Malmquist 指数及分解指数

年份	技术效率变化	技术进步变化	纯技术效率变化	规模效率变化	**Malmquist 指数**
2005	1.0847	0.8034	1.0357	1.1414	0.9497
2006	1.1188	0.8437	1.0699	1.1307	1.0207
2007	1.1186	0.8592	1.1066	1.0616	1.0094
2008	1.0792	0.8414	1.0780	1.0950	0.9932
2009	1.1132	0.8470	1.1016	1.0817	1.0093
2010	1.1016	0.8702	1.0693	1.1326	1.0539
2011	1.0923	0.9658	1.0756	1.0788	1.1208
2012	1.1333	0.8793	1.0741	1.1761	1.1108
2013	1.0965	0.9712	1.0584	1.1065	1.1373
均值	1.1042	0.8757	1.0744	1.1116	1.0450

从图 6.1 所示的服务效率总体变化趋势来看，我国市级三甲医院服务效率的 Malmqusit 指数在 2005—2008 年总体趋势有所下降，但自 2009 年开始，Malmqusit 指数逐年递增，到 2013 年达到 1.1373。在过去 9 年间，只有 2005 年和 2008 年的 Malmqusit 指数小于 1，表明在该期间我国市级三甲医院的医疗服务资源整体利用情况未能得到明显的提高，一部分原因会是由于医疗改革措施，和公立医院的体制改革有关，自 2009 年开始，Malmquist 指数呈逐步递增趋势，整体医疗服务资源利用率逐步提高，服务效率呈增长态势。2009 年至 2013 年增长率分别为 0.93%、5.39%、

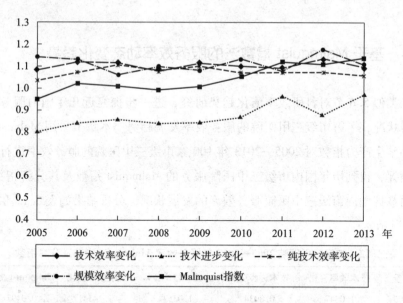

图 6.1　2005—2013 年市级三甲医院服务效率 Malmquist 效率指数变化趋势

12.08%、11.08% 和 13.73%，这也是由于我国公立医院改革后逐步进入稳定时期，国内市级三甲医院的服务水平和综合治理都在不断的改进和完善。从 2005—2013 年 Malmquist 指数的均值来看，我国市级三甲医院的服务效率增长速度为 4.5%，整体增长速度比较缓慢，主要原因是服务水平的提高效率较低。因此，在市级三甲医院未来发展中，需要通过对医院的整体服务水平不断的提高，来促使服务效率的提高。

6.5　研究小结

通过 DEA 分析，得到 100 家市级三甲医院服务综合效率得分，反映的是市级三甲医院的总体资源配置效率得分，是一个全面而宏观的指标，用以衡量每个医院总体运行的状况。在总共 100 家市级三甲医院中，DEA 有效（得分 =1.0000）的单元有 41 家，占全部市级三甲医院的 41%，其中东部地区 17 家，中部地区 13 家，西部地区 11 家。可见，从医院地域来说，东部地区医院的总体有效率最高，达到了 41.46%。

医院纯技术有效的共 57 家，技术有效率为 57%，技术无效的医院 43 家。其中，东部地区有 28 家，中部地区有 16 家，西部地区有 13 家。从地域分析仍然是东部地区技术有效率最高，达到了 75.7%。

医院规模效率最佳的有 41 家，规模有效率达到 41%，与总体有效率相同，非规模有效的医院均为规模收益递增。其中，东部地区规模有效 17 家，中部地区 13 家，西部地区 11 家。东部地区规模有效达到 45.9%，为最高。

对非 DEA 有效的 59 家市级三甲医院各投入指标实际值与目标值的比值进行了统计，结果表明了非 DEA 有效的医院职工人数实际值与目标值比值的均值为 1.2468，在各服务投入中与目标值比例最高，揭示的实际情况是市级三甲医院的职工人数比有效目标值高出 24.68%。其次是政府资金投入情况，开放病床数，最低的是医院产出情况。因此，从非 DEA 有效的市级三甲医院来看，实际值比目标值的超出比例并不是很大，这些医院能在增加提供服务的空间是也是有限的。

同时也分析了非 DEA 有效市级三甲医院服务产出目标值。通过对各服务产出要素的目标值与实际值的比值进行统计，非 DEA 有效的医院服务产出三个要素距离目标值差距分别为 8.01%、15.91% 和 5.34%，当前的医院就医情况是供给量仍不能满足就医需求，仍然存在就医难的问题，很多市级三甲医院都是满负荷运转。因此，DEA 评价分析结果中虽然近一半的市级三甲医院的服务投入产出没有达到 DEA 有效，但能够提升的空间是有限的。

最后基于 Malmqusit 指数评价法对医院服务效率总体变化趋势进行了分析，结果显示，从 2005—2013 年 Malmquist 指数的均值来看，我国市级三甲医院的服务效率增长速度为 4.5%，其整体增长速度比较缓慢。

第7章

市级三甲医院科研效率与服务效率的关系研究

第 5 章、第 6 章运用 DEA 与 Malmquist 指数方法，从静态效率和动态效率两个角度对市级三甲医院科研效率与服务效率进行综合分析，本章将进一步探讨科研效率对服务效率的相关性，以及科研效率对服务效率的影响因素。

7.1 市级三甲医院科研效率对服务效率的相关性研究

本节在前面章节运用 DEA 对市级三甲医院科研与服务总体效率、纯技术效、规模效率评价的基础上，进一步分析科研效率与服务效率的相关性，为后续章节研究科研效率对服务效率的影响因素奠定基础。

7.1.1 研究假设

7.1.1.1 理论基础

技术效率和生产效率的测量在医疗领域一直是一个热门研究，医疗领域这一主题的主要目的是提高该行业的服务效率，同时也是对医疗卫生机构进行监管的评价工具。政府部门或医院主管部门可以根据技术效率和服务效率状况进行适当的调整决策，以确保资金匹配实际有效的服务。因此，越来越多的研究者采用各种方法来衡量不同国家医疗卫生的科研效率和生产效率。Caves 等（1982）运用生产力指数（Malmquist Productivity Index，MPI）对生产、效率和技术进步建立了模型，奠定了生产力研究的基础。MPI 方法的重要的优势是可以很容易地适应多投入、多产出设置，即使只有数量的信息输入和输出也适合应用。MPI 方法应用过程还可以估计整体效率的变化，然后将每个单元分解为效率变化和技术变化。这一模型参数的估计类似于 DEA 模型。此外，最重要的一个方面是科研效率和服务效率（及其内部动力）具有一定的关联。Bruning and Register（1989）和 Burgess 等（1995）分别对技术和效率交互影响作了分析，研究认为科研效率影响医院成本，但未分析出医院治疗技术水平的差异可能导致服务效率测量的偏差。

7.1.1.2　研究假设的提出

医院服务技术的发展水平主要取决于科研效率，基于前面章节分析了在现有资源投入下市级三甲医院的科研效率和服务效率，本章节进一步对科研效率与服务效率之间的相关关系进行探讨，结合以往关于生产效率与技术效率的研究理论，在此提出以下假设：

H1：科研效率对服务效率具有正向相关性。

其分假设为：

H1a：科研总体效率对服务总体效率具有正向相关性。

H1b：科研技术效率对服务技术效率具有正向相关性。

H1c：科研规模效率对服务规模效率具有正向相关性。

为验证这一假设，下面分别对科研效率和服务效率的 DEA 评价指标进行相关性分析。

7.1.2　市级三甲医院科研效率与服务效率相关性分析

将5.4节和6.3节 DEA 法分析的科研效率和服务效率作为相关性分析的基础数据，采用 SPSS 21.0 进行相关性分析，统计结果如表 7.1 所示。

表7.1　市级三甲医院科研效率与服务效率相关性分析结果

			服务效率		
			总体效率	技术效率	规模效率
科研效率	总体效率	Pearson 相关性	0.549**	0.814**	0.728**
		显著性（双侧）	0.000	0.000	0.000
		N	100	100	100
	技术效率	Pearson 相关性	0.478**	0.990**	0.338**
		显著性（双侧）	0.000	0.000	0.001
		N	100	100	100
	规模效率	Pearson 相关性	0.386**	0.249*	0.881**
		显著性（双侧）	0.000	0.013	0.000
		N	100	100	100

注：**在0.01水平（双侧）上显著相关。

*在0.05水平（双侧）上显著相关。

从科研效率与服务效率相关性分析表中可以看出，市级三甲医院的服务效率和科研效率各评价指标间的 Pearson 相关性均呈高度显著（在显著性水平为0.01下，各相关系数的双侧显著性均低于0.01），表明科研效率与服务效率之间有很强的相关性，验证了前文的假设，同时也支撑了本书的研究结论。

此外，在表7.1中，相同指标的相关性系数，科研效率与服务效率的DEA总体效率相关性系数为0.549，研究假设 H1a 得到验证；其中科研效率的技术效率指标与服务效率的技术指标相关性最高，为0.990，研究假设 H1b 得到验证；其次是规模效率的相关性为0.881，研究假设 H1c 得到验证。科研对服务的总体效率、技术效率、规模效率均呈现较高的相关性，这也从结构内部解释了科研效率对服务效率产生的显著影响，研究假设 H1 得到验证。

科研技术效率的相关性高于规模效率的相关性，表明在通过提高科研效率来促进服务效率时，从技术效率提升比从规模提升更有效。因此，不仅需要通过科研投入中扩大经费和人力来提升服务效率，更重要的是需要通过提升整体技术实力来提升服务效率。

从其他 DEA 评价指标的相关性系数来看，科研的总体效率指标与服务效率的技术效率、规模效率的相关性系数分别为 0.814 和 0.728 具有显著的相关性，而其他指标则相关性比较低，这说明了科研效率的总体水平显著影响到服务效率的各个结构，科研效率从内部因素对服务效率产生影响。

7.2 市级三甲医院科研效率对服务效率的影响因素研究

7.1 节已对科研效率与服务效率的 DEA 评价指标进行了相关性研究，由于科研效率与服务效率都是由投入与产出两方面决定的，本章节在前一章节研究基础上，探讨科研投入与产出的各个要素对服务投入与产出各个要素产生的具体影响。

7.2.1 数据来源

本章节数据资料主要来源于 2005—2013 年市级三甲医院的统计年鉴、地方统计年鉴、卫生统计年鉴，通过综合整理而得。本章节同样选择 20 个省 53 个市共 100 家市级三甲医院作为样本医院，其中东部 8 个省 37 家医院，西部 9 个省 33 家医院，中部 8 省 30 家医院，共计 100 家医院进行分析。

7.2.2 多元回归模型

回归分析研究的主要对象是客观事物之间的统计关系，它是建立在对客观事物进行大量实验和观察的基础上，用来寻找隐藏在那些看上去不确定的现象中的统计规律性的统计方法。回归分析方法是通过建立统计模型研究变量之间相互关系的密切程度、结构状态及进行模型预测的一种有效工具。其在生产时间中的广泛应用是它发展和完善的根本动力。如果自 19 世纪初（1809 年）高斯（Gauss）提出最小二乘法以来，回归分析法的发展历史已有 200 年。无论是经典的回归分析方法还是近代的回归分析方法，所研究的内容已非常丰富。

7.2.2.1 模型分析

回归分析的基本思想和方法以及"回归"（regression）名称的由来归

功于英国统计学家 F. 高尔顿（F. Galton, 1822—1911）。高尔顿和他的学生、现代统计学的奠基者之一 K. 皮尔逊（K. Pearson, 1856—1936）在研究父母身高与其子女身高的遗传问题时，观察了 1078 对夫妇，以每对夫妇的平均身高作为 x，而选取他们的一个成年儿子的身高作为 y，将结果在平面直角坐标系上绘成散点图，发现趋势近乎一条直线。结果表明，虽然高个子的父辈有生高个子儿子的趋势，但父辈身高增加一个单位，儿子身高仅增加半个单位左右，反之，矮个子父辈确有生矮个子儿子的趋势，但父辈身高减少一个单位，儿子身高仅减少半个单位左右。总体来说，子代的平均高度向中心回归，同时揭示了子代与父代之间的关系。

如果变量 x_1，x_2，$\cdots$，x_p 与随机变量 y 之间存在相关关系，通常就意味着每当 x_1，x_2，$\cdots$，x_p 取定值后，y 有相应的概率分布预知对应。随机变量 y 与相关变量 x_1，x_2，$\cdots$，x_p 之间的概率模型为

$$y = f(x_1, x_2, \cdots, x_p) + \varepsilon$$

其中，随机变量 y 称为被解释变量（因变量）；x_1，x_2，$\cdots$，x_p 称为解释变量（自变量）；$f(x_1, x_2, \cdots, x_p)$ 为一般变量 x_1，x_2，$\cdots$，x_p 的确定性关系；ε 为随机误差。正式因为随机误差项 ε 的引入，才将变量之间的关系描述为一个随机方程，使可以借助随机数学方法研究 y 与 x_1，x_2，$\cdots$，x_p 的关系。由于客观经济现象是错综复杂的，一种经济现象很难用有限个因素来准确说明，随机误差项可以概括表示为由于认识以及其他客观原因的局限而没有考虑的种种偶然因素。随机误差项主要包括下列因素的影响：

（1）认识的局限或时间、费用、数据质量等的制约未引入回归模型但又对回归被解释变量 y 有影响的因素。

（2）样本数据的采集过程中变量观测值的观测误差。

（3）理论模型设定的误差及其他随机因素等。

当概率模型中的回归函数为线性函数时，既有

$$y = \beta_0 + \beta_1 x_1 + \beta_2 x_2 + \cdots + \beta_p x_p + \varepsilon$$

其中，β_0，β_1，$\cdots$，β_p 为位置参数，常称他们为回归系数。如果（x_{i1}，x_{i2}，$\cdots$，x_{ip}；y_i）（$i=1$, 2, $\cdots$, n）是 n 组观测值，则线性回归方程则可

表示为

$$y_i = \beta_0 + \beta_1 x_{i1} + \beta_2 x_{i2} + \cdots + \beta_p x_{ip} + \varepsilon_i, i = 1, 2, \cdots, n$$

其中，误差项 ε_i 常常假定满足 Gauss-Markov 假设，即

$$E(\varepsilon_i) = 0, Var(\varepsilon_i) = \sigma^2, Cov(\varepsilon_i, \varepsilon_j) = 0 (i \neq j)$$

在回归方程中最关注的是回归系数，如果有了回归系数，就可以看出自变量对因变量的影响情况。每个回归系数都有相应的计量经济学意义，假如除了 $x_j(j = 1, 2, \cdots, p)$，其他自变量均保持不变，为一常数，则有

$$\frac{\partial E(y)}{\partial x_i} = \beta_i$$

即 β_i 表示在其他变量保持不变时，自变量 x_i 每增加一个单位，因变量 y 的平均改变程度。因此，在本书中将采用该方法研究样本医院科研投入产出要素对医院服务投入产出要素的影响程度。

根据统计理论，应用适当的统计方法可以得到未知参数的估计值 $\hat{\beta}_0$，$\hat{\beta}_1, \cdots, \hat{\beta}_p$，这些计算过程也都可以通过 SPSS 统计软件来完成。因此，本书主要注重模型的应用，不再对多系数的估计及显著性检验做详细说明。有了未知参数的估计值 $\hat{\beta}_0$，$\hat{\beta}_1, \cdots, \hat{\beta}_p$，将其带入回归模型，并忽略掉误差项得到

$$\hat{y} = \hat{\beta}_0 + \hat{\beta}_1 x_1 + \hat{\beta}_2 x_2 + \cdots + \hat{\beta}_p x_p。$$

称为（经验）回归方程，有了该方程，通过系数显著性检验后就可以结合问题的实际背景进行经济学分析。

7.2.2.2 回归方程的显著性检验

在估计出回归方程系数后，还不能直接应用。因为在回归参数的估计前，先做了一种假设。所以，在求出线性回归方程后，还需要对回归方程进行显著性检验。一个是检验回归方程的显著性，即 F 检验，说明回归方程整体的显著性；另一个是回归系数显著性检验，即 t 检验，来验证各个回归系数的显著性。采用 SPSS 进行统计分析时，还会有衡量回归拟合程度的拟合优度检验。

（1） F 检验

对多元线性回归方程的显著性检验就是要看自变量 x_1，x_2，$\cdots$，x_p 从整体上对随机变量 y 是否有显著影响。因此提出原假设

$$H_0 : \beta_0 = \beta_1 = \cdots = \beta_p = 0$$

如果 H_0 被接受，则表明随机变量 y 与自变量 x_1，x_2，$\cdots$，x_p 之间的关系由线性回归模型表示不合适，为了建立对 H_0 进行检验的 F 统计量，利用总离差平方和的分解式，即

$$\sum_{i=1}^{n} (y_i - \bar{y})^2 = \sum_{i=1}^{n} (\hat{y_i} - \bar{y})^2 + \sum_{i=1}^{n} (y_i - \hat{y_i})^2$$

简写为

$$SST = SSR + SSE$$

因此构造的 F 检验统计量如下：

$$F = \frac{SSR/p}{SSE/(n-p-1)}$$

在正态分布假设下，当原假设 $H_0 : \beta_0 = \beta_1 = \cdots = \beta_p = 0$ 成立时，F 服从自由度为 $(p, n-p-1)$ 的 F 分布。于是，可以利用 F 统计量对回归方程的总体显著性进行检验。

当 $F > F_\alpha(p, n-p-1)$ 时，拒绝原假设 H_0，认为在显著水平 α 下，y 与 x_1，x_2，$\cdots$，x_p 有显著的线性关系，即认为回归方程是显著的。更通俗的说，就是接受"自变量全体 x_1，x_2，$\cdots$，x_p 对因变量 y 产生的线性影响"这一结论的犯错概率不超过 α；反之，当 $F < F_\alpha(p, n-p-1)$ 时，则认为回归方程不显著。

（2） t 检验

在多元线性回归中，回归方程显著并不意味着每个自变量对 y 的显著影响都显著，还需要从回归方程中剔除那些次要的、可有可无的变量，重新建立更为简单有效的回归方程，因此需要对每个自变量进行显著性检验。

如果某个自变量 $x_j(j=1, 2, \cdots, p)$ 对 y 的最用不显著，那么在回归模型中，他的系数 β_j 就取值为零，因此检验变量 x_j 是否显著，等价于检验

假设

$$H_{0j}: \beta_j = 0, j = 1, 2, \cdots, p$$

如果接受原假设 H_{0j}，则 x_j 不显著；如果拒绝原假设 H_{0j}，则 x_j 是显著的。

根据随机项的性质构造 t 统计量为

$$t_j = \frac{\hat{\beta}_j}{\sqrt{c_{jj}}\hat{\sigma}}。$$

其中，

$$(c_{ij}) = (X'X)^{-1}, \hat{\sigma} = \sqrt{\frac{1}{n-p-1} \sum_{i=1}^{n} e_i^2} = \sqrt{\frac{1}{n-p-1} \sum_{i=1}^{n} (y_i - \hat{y})^2}$$

当原假设 $H_{0j}: \beta_j = 0$ 成立时，统计量 t_j 服从自由度为 $n-p-1$ 的 t 分布。给定显著性水平 α，当 $|t_j| \geq t_{\alpha/2}$ 时，拒绝原假设 $H_{0j}: \beta_j = 0$，认为 β_j 显著不为 0，自变量 x_j 对因变量 y 的线性效果显著；反之，当 $|t_j| < t_{\alpha/2}$ 时，接受原假设设 $H_{0j}: \beta_j = 0$，认为 β_j 为 0，自变量 x_j 对因变量 y 的线性效果不显著。

（3）拟合优度

拟合优度用于检验回归方程对样本观测值的拟合程度。定义样本决定系数为

$$R^2 = \frac{SSR}{SST} = 1 - \frac{SSE}{SST}$$

样本决定系数 R^2 的取值在 $[0, 1]$ 区间内，R^2 越接近 1，表明回归拟合的效果越好；R^2 越接近 0，表明回归拟合的效果越差。与 F 检验相比。R^2 可以更清楚直观地反映回归拟合的效果，但并不能作为严格的显著性检验。

$$R = \sqrt{R^2} = \sqrt{\frac{SSR}{SST}}$$

称之为 y 关于 x_1，x_2，$\cdots$，x_p 的样本复相关系数。在实际应用中，一般认为样本决定系数 R^2 大于等于 0.7 时，对回归模型的拟合优度持肯定态度。

7.2.2.3　变量的选择

回归自变量的选择是建立回归模型的一个极为重要的问题。在建立一个实际问题的回归模型时，首先碰到的问题是如何确定回归自变量，一般情况下，都是根据所研究问题的目的，结合经济理论罗列出对因变量可能有影响的一些因素作为变量。如果遗漏了某些重要的变量，回归方程的效果肯定不好；如果担心遗漏了重要的变量，而考虑过多的自变量，在这些变量中某些自变量对问题的研究可能并不重要，有些自变量数据的质量很差，有些变量可能和其他变量有很大的重叠，不仅计算量增大许多，而且得到的回归方程稳定性也很差，直接影响到回归方程的应用。

从 20 世纪 60 年代开始，关于回归自变量的选择成为统计学中研究的热点问题。统计学家提出了多元回归选元的准则，并提出了性质有效的选元方法。本书为研究医院的科研投入与产出要素分别对医院服务投入产出要素的影响，进行多元回归分析过程中，部分变量在回归方程中并不显著，因此需要剔除不显著变量，对自变量进行选择，采用的方法为逐步回归分析方法。

运用多元线性回归对样本数据进行初步分析发现，并不是所有的医院科研投入产出要素对医院服务投入产出要素都有显著影响，这就需要挑出对医院服务有显著影响的自变量，进而对实际问题进行分析。对于快速提取对因变量有显著影响的自变量，研究者已经提出了一些较为简便、实用、快速的选择最优方程的方法，但至今还没有绝对最优的方法，目前常用的方法有前进法、后退法、逐步回归法，其中逐步回归法最受推崇。

逐步回归的基本思想是有进有出。具体做法是将变量逐个引入，每引入一个自变量后，对已选的变量要进行逐个检验，当原引入的变量有后面变量的引入而变得不再显著时，要将其剔除。引入一个变量或从回归方程中剔除一个变量，为逐步回归的一步，每步都要根据下面公式进行 F 检验

$$F_j = \frac{\Delta SSR_{(j)}/1}{SSE/(n-p-1)}$$

其中，SSE 为 y 对自变量 x_1，x_2，$\cdots$，x_p 线性回归的残差平方和，回归平方和为 SSR，在剔除 x_j 后，用 y 对其余的 $p-1$ 个自变量做回归，记所得到

的残差平方和为 $SSE_{(j)}$，回归平方和为 $SSR_{(j)}$，则自变量 x_j 对回归贡献为：$\Delta SSR_{(j)} = SSR - SSR_{(j)}$，称为 x_j 的偏回归平方和，由此构造了偏 F 统计量。

进行偏 F 检验，是为了确保每次引入新的变量之前回归方程中只包含显著的变量，这个过程反复进行检验，直到无显著的自变量选入回归方程，也无不显著自变量从回归方程中剔除位置。与前进法和后退法相比，保证了最后所得的回归子集是最优回归子集。

在逐步回归中需要注意的一个问题是引入自变量和剔除自变量的显著性水平 α 值是不同的，要求引入自变量的显著性水平 $\alpha_{进}$ 小于提出自变量的显著性水平 $\alpha_{出}$，否则可能产生"死循环"。也就是当 $\alpha_{进} \geqslant \alpha_{出}$ 时，如果某个自变量的显著性 P 值在 $\alpha_{进}$ 与 $\alpha_{出}$ 之间，那么这个自变量将被引入、剔除、再引入、再剔除，循环往复下去。

逐步回归的计算过程可以利用 SPSS 软件在计算机上自动完成。因此，本书主要注重变量和方法的选取，结果的分析与总结，计算过程将采用 SPSS 21.0 完成。

7.2.3 研究假设

7.2.3.1 理论基础

从投入产出的角度来探讨医院科学研究对医院服务产出影响的变化发展规律，有助于揭示我国市级三甲医院科研事业的产业特性，及其在医院发展中的地位，为医学研究事业更好的促进医院发展提供决策依据，同时对于促进医疗卫生体系健康发展具有重要意义。目前，对科研的投入产出分析多着眼于效率分析，而从科研投入产出角度探讨对医院服务投入与产出影响因素的研究还十分缺乏。以发展科学技术的重要性理论为依据，科学技术是推动现代生产力发展的重要因素和重要力量。马克思明确指出：机器生产的发展要求自觉地运用自然科学，"生产力中也包括科学"，"劳动生产力是随着科学和技术的不断进步而不断发展的。"马克思的这一论断已经为不断发展的社会实践所证实。生产力的基本要素是生产资料、劳动对象和劳动者。其中的生产资料是同一定的科学技术相结合的；劳动者也同样是掌握了一定的科学技术知识。现代科学技术的飞速发展并向现实生产力迅速转化，改变了生产力中的劳动者、劳动工具、劳动对象和管理水平。科学技术为劳动者所掌握，极大地提高了人们认识自然、改造自然和保护自然的能力，提高了生产劳动能力。在生产力系统中，首先，科学技术已经成为推动生产力发展的关键性要素和主导性要素。其次，科学技术是现代生产力发展和经济增长的第一要素。在以往人类社会发展中，生产力发展和经济增长主要靠劳动力、资本和自然资源的投入，现代社会随着知识经济时代的到来，科学技术、智力资源日益成为生产力发展和经济增长的决定性要素，生产力发展和经济增长主要靠的是科学的力量、技术的力量。最后，现代化科学技术的超前性对生产力发展具有先导作用。

19 世纪末发生的第二次技术革命，是科学、技术、生产三者关系发生变化的一个转折点。在此之前，生产、科学、技术三者的关系主要表现为，生产的发展推动技术进步，进而推动科学的发展。例如，蒸汽机技术革命主要是从工匠传统发展而来，在生产经验积累的基础上摸索出技术发明，然后才总结出热力学理论。自电力技术革命为标志的第二次技术革命以来，这种生产带动科学技术发展的情况发生改变，现在是科学推动技术进步，再推动生产的发展。科学技术越来越走在社会生产的前面，开辟生产发展的新领域，引导生产力发展的方向。邓小平在总结科学技术这一发展趋势时深刻指出："现代科学为生产技术的进步开辟道路，决定它的发展方向。许多新的生产工具新的工艺，首先在科学实验室里被创造出来。""大量的历史事实已经证明了：理论研究一旦获得重大成果，迟早会给生产和技术带来极其巨大的进步。"针对于科研事业，各个学科领域从国家到地市级都设有各种各样的科研基金进行投入，最终目的都是不断发展生产力，医学领域同样也不例外。

7.2.3.2 研究变量关系模型

根据第 7.1 节科研效率对服务效率影响的相关性分析，结合本书选择的科研投入产出与服务投入产出的研究指标，以服务投入与产出的各项要素为因变量，科研投入与产出各项要素为自变量，构建服务效率前因变量关系模型，如图 7.1 所示。

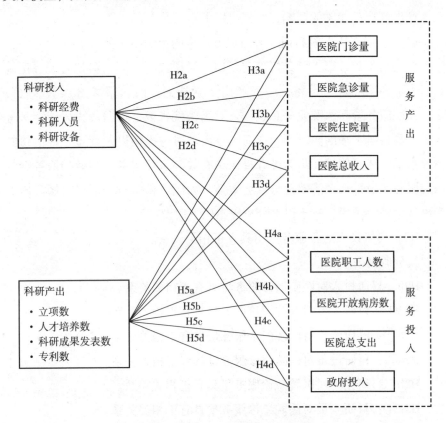

图 7.1 服务效率前因变量关系模型

7.2.3.3 研究假设的提出

医院科研不断增加投入的同时提升科研的产出，最终目的都是不断促进医学科学技术的发展，为医学补充新的血液，来满足人们日益增长的医疗需求。科研投入一方面能促进科研产出，科研产出是科研投入的直接结果，科研产出可直接应用于医疗服务，因此科研投入和科研产出最终都将转化为医疗服务。新的医学科技不仅能提升医院服务效率，同时也能提升医疗水平，不断挑战和攻克新的医学难题。最终科研的投入和产出能达到解决医患供需矛盾、为病人解除疾苦的目的，从而也就实现了注重医学科研的最初动机。

根据上述理论分析与实际情况，本书假设科研投入产出将对医院服务投入产出具有正相关的影响，并提出以下假设：

（1）市级三甲医院科研投入对服务产出的影响因素分析

根据第 3 章、第 4 章分析确定了四项科研投入要素：科研经费、医院科研人员和医院科研设备；服务产出要素选为：门诊服务量、急诊服务量、住院服务量和医院业务总收入。对于医院来说，科研的投入能让医务人员提高科研水平的同时不断提高医务人员对与疾病以及疑难杂症的诊断治疗水平，从而能进一步为患者提供更有效的医疗服务，高效的服务会为医院服务产出带来经济效益与社会效益。因此，科研投入应当对医院服务产出产生正向作用。基于以上分析提出以下假设：

H2：科研投入对于服务产出具有正相关关系。

其分假设为：

H2a：科研投入对医院门诊服务量具有正相关关系。

H2a①：科研人员对医院门诊服务量具有正相关关系。

H2a②：科研经费对医院门诊服务量具有正相关关系。

H2a③：科研设备对医院门诊服务量具有正相关关系。

H2b：科研投入对医院急诊服务量具有正相关关系。

H2b①：科研人员对医院急诊服务量具有正相关关系。

H2b②：科研经费对医院急诊服务量具有正相关关系。

H2b③：科研设备对医院急诊服务量具有正相关关系。

H2c：科研投入对医院住院服务量具有正相关关系。

H2c①：科研人员对医院住院服务量具有正相关关系。

H2c②：科研经费对医院住院服务量具有正相关关系。

H2c③：科研设备对医院住院服务量具有正相关关系。

H2d：科研投入对医院总收入具有正相关关系。

H2d①：科研人员对医院总收入具有正相关关系。

H2d②：科研经费对医院总收入具有正相关关系。

H2d③：科研设备对医院总收入具有正相关关系。

（2）市级三甲医院科研产出对服务产出的影响因素分析

研究中已经确定了以下四项科研产出要素：科研立项数、人才培养数、科研成果发表数和医院专利数。服务产出要素选为：门诊服务量、急诊服务量、住院服务量和医院总收入

科研产出是医学进步的表现，当前对医院进行科研实力的评价也主要是对科研产出按照一定的规则进行综合评价，对应的医院服务产出的社会效益包括各种评级和荣誉的颁发等，同样也是受科研产出的影响。对于患者，科研成果越多，一定程度上说明医院的科研水平越高，医疗服务水平越高，就会吸引更多的患者前来就医，从而也提升了医院服务产出的经济效益。医院的等级和荣誉成果将是患者在就医时注重考虑非常重要的方面，因此在这种假设分析基础上科研产出对医院的服务产出是具有正向作用的。基于以上分析提出以下假设：

H3：科研产出对服务产出具有正相关关系。

其分假设为：

H3a：科研产出对医院门诊服务量具有正相关关系。

H3a①：科研立项数对医院门诊服务量具有正相关关系。

H3a②：科研成果发表数对医院门诊服务量具有正相关关系。

H3a③：科研人才培养数对医院门诊服务量具有正相关关系。

H3a④：专利数对医院门诊服务量具有正相关关系。

H3b：科研产出对医院急诊服务量具有正相关关系。

H3b①：科研立项数对医院急诊服务量具有正相关关系。

H3b②：科研成果发表数对医院急诊服务量具有正相关关系。

H3b③：人才培养数对医院急诊服务量具有正相关关系。

H3b④：专利数对医院急诊服务量具有正相关关系。

H3c：科研产出对医院住院服务量具有正相关关系。

H3c①：科研立项数对医院住院服务量具有正相关关系。

H3c②：科研成果发表数对医院住院服务量具有正相关关系。

H3c③：人才培养数对医院住院服务量具有正相关关系。

H3c④：专利数对医院住院服务量具有正相关关系。

H3d：科研产出对医院总收入具有正相关关系。

H3d①：科研立项数对医院总收入具有正相关关系。

H3d②：科研成果发表数对医院总收入具有正相关关系。

H3d③：人才培养数对医院总收入具有正相关关系。

H3d④：专利数对医院总收入具有正相关关系。

（3）市级三甲医院科研投入对服务投入的影响因素分析

本书通过指标选取确定了四项服务投入要素：医院职工人数、开放病床数、医院支出和政府投入。

根据技术对生产力的作用理论分析，科研投入和产出的增加将促进医疗卫生机构的生产力水平提高，并降低其产出成本，医院科研的投入将在一定程度上提升医院的服务水平，满足患者对医院的医疗需求。因此，科研投入对医院服务投入应具有影响关系。基于以上分析提出以下假设：

H4：科研投入对于服务投入具有负相关关系。

其分假设为：

H4a：科研投入对医院职工人数具有负相关关系。

H4a①：科研人员对医院职工人数具有负相关关系。

H4a②：科研经费对医院职工人数具有负相关关系。

H4a③：科研设备对医院职工人数具有负相关关系。

H4b：科研投入对医院开放病床数具有负相关关系。

H4b①：科研人员对医院开放病床数具有负相关关系。

H4b②：科研经费对医院开放病床数具有负相关关系。

H4b③：科研设备对医院开放病床数具有负相关关系。

H4c：科研投入对医院总支出具有负相关关系。

H4c①：科研人员对医院总支出具有负相关关系。

H4c②：科研经费对医院总支出具有负相关关系。

H4c③：科研设备对医院总支出具有负相关关系。

H4d：科研投入对政府投入具有负相关关系。

H4d①：科研人员对政府投入具有负相关关系。

H4d②：科研经费对政府投入具有负相关关系。

H4d③：科研设备对政府投入具有负相关关系。

（4）市级三甲医院科研产出对服务投入的影响因素分析

人才培养、科研成果发表是科研产出的重要评价指标，医院人才的培养与成果发表将提升医疗队伍的医疗水平，扩大医疗队伍，这将提高医疗效率减少医疗事故，从而减少医院支出。科研立项增多为科研顺利进行提供了经费保障从而减少了医院的支出。因此在医疗卫生机构未来发展中，要将产学研相结合来提高医院科研队伍实力和服务水平，降低医院投入，因此，医疗人才的增加，将提高医疗服务效率，降低医疗成本，减少资金辅助需求。因此提出以下假设：

H5：科研产出对于服务投入具有负相关关系。

其分假设为：

H5a：科研产出对医院职工人数具有负相关关系。

H5a①：科研立项数对医院职工人数具有负相关关系。

H5a②：科研成果发表数对医院职工人数具有负相关关系。

H5a③：科研人才培养数对医院职工人数具有负相关关系。

H5a④：专利数对医院职工人数具有负相关关系。

H5b：科研产出对医院开放病床数具有负相关关系。

H5b①：科研立项数对医院开放病床数具有负相关关系。

H5b②：科研成果发表数对医院开放病床数具有负相关关系。

H5b③：人才培养数对医院开放病床数具有负相关关系。

H5b④：专利数对医院开放病床数具有负相关关系。

H5c：科研产出对医院总支出具有负相关关系。

H5c①：科研立项数对医院总支出具有负相关关系。

H5c②：科研成果发表数对医院总支出具有负相关关系。

H5c③：人才培养数对医院总支出具有负相关关系。

H5c④：专利数对医院总支出具有负相关关系。

H5d：科研产出对政府投入具有负相关关系。

H5d①：科研立项数对政府投入具有负相关关系。

H5d②：科研成果发表数对政府投入具有负相关关系。

H5d③：人才培养数对政府投入具有负相关关系。

H5d④：专利数对政府投入具有负相关关系。

以上假设的正确与否将在下一节实证分析中进行验证。

7.2.4　市级三甲医院科研投入对服务产出的影响因素分析

医院科研的投入将直接提升医院的科研水平，提高医疗队伍的服务质量，进而将不断提高医院的整体实力和知名度，这就会吸引更多的患者前来就医。不能直接说医院科研的投入就能够提高医院的产出量，因为影响医院产出的因素众多，不仅科研的投入对其有影响。科研投入对医院产出是否有影响，如果有显著影响，那么影响程度有多大将是我们关心的问题，为探究该问题，仍以收集的医院科研投入和服务产出数据为基础，将科研投入对医院服务产出采用 SPSS 21.0 进行多元回归分析。

7.2.4.1　市级三甲医院科研投入对门诊服务量的影响因素分析

首先分析科研投入要素对医院门诊服务量是否有显著影响。回归模型效度和显著性检验如表 7.2 和表 7.3 所示。从表 7.2 可以看出，模型总体的拟合效果 R 为 0.864，估计误差为 0.0089，总体来看，模型的拟合效果较好。从表 7.3 可以看出，回归方程整体显著性统计量对应的 P 值为0.000，在显著性水平 0.05 以下，通过了显著性检验。因此，可以认为科研投入与门诊服务量之间建立的回归方程是显著的。可以进一步做参数估计与显著性检验分析。

表 7.2　模型汇总

模型	R	R 方	调整 R 方	标准估计的误差
1	0.864[a]	0.746	0.735	0.00890

注：a. 预测变量：常量，科研设备，科研经费，科研人员。

表 7.3　方差分析[a]

模型		平方和	df	均方	F	Sig.
1	回归	614391027.755	3	204797009.252	2583399648438.31	0.000[b]
	残差	0.000	5	0.000		
	总计	614391027.755	8			

注：a. 因变量：门诊服务量；b. 预测变量：常量，科研设备，科研经费，科研人员。

表7.4 回归系数估计与显著性检验^a

模型		非标准化系数		标准系数	t	Sig.
		B	标准误差	试用版		
1	（常量）	0.154	0.126		1.216	0.278
	科研经费	0.027	0.000	1.000	375687.305	0.000
	科研人员	0.042	0.024	0.000	1.764	0.138
	科研设备	−2.434E−006	0.000	0.000	−.957	0.383

注：a. 因变量：门诊服务量。

表7.4 给出了科研投入对医院门诊服务量的回归模型系数估计和显著性检验，从显著性检验结果可以看出，在显著性水平为0.05下，只有科研经费要素的回归系数通过了显著性检验，科研人员和科研设备投入要素对应的 P 值分别为0.138 和0.383。为建立回归方程，又采用了逐步回归分析法对科研投入要素和医院门诊服务量进行了分析，结果仍是只剩下科研经费投入要素。

基于以上分析，可以建立门诊服务量数与科研投入指标之间的多元回归模型

$$y_1 = 0.154 + 0.027x_1$$

其中，y_1 表示门诊服务量，x_1 表示科研经费。因此可以认为，医院科研经费的投入对医院门诊服务量有显著影响，研究假设 H2a② 得到验证；科研人员和科研设备对医院门诊服务量影响不显著，研究假设 H2a① 与 H2a③ 没有得到验证。研究假设 H2a 得到部分验证。

同时，从回归系数上来看，科研经费的回归系数为0.274，即表示在其他因素不变的情况下，医院科研经费投入每增加1万元，将促进门诊服务量提升2.74%。因此对于医院来说，科研经费的投入能让科研人员提高科研水平，提升科研团队实力，进一步提供更有效的医疗服务，而科研人员量和科研设备只是医院提升整体实力的保障，但没有充足的科研经费做保障，医院的整体实力提升仍有障碍。

7.2.4.2 市级三甲医院科研投入对急诊服务量的影响因素分析

科研投入要素对医院急诊服务量的回归模型分析结果如表 7.6 和表

7.7所示。从表7.5可以看出，模型总体的拟合效果R为0.921，估计误差为0.0028，总模型的拟合效果较好。从表7.6可以看出，回归方程整体显著性统计量对应的P值为0.000，显著性水平在0.05以下，通过了显著性检验，因此，可以认为科研投入要素与急诊服务量之间建立的回归方程是显著的。可以进一步做参数估计与显著性检验分析。

表7.5　模型汇总

模型	R	R方	调整R方	标准估计的误差
1	0.921[a]	0.848	0.829	0.00280

注：a. 预测变量：常量，科研设备，科研经费，科研人员。

表7.6　方差分析[a]

模型		平方和	df	均方	F	Sig.
1	回归	385016.940	3	128338.980	16359052590.321	0.000[b]
	残差	0.000	5	0.000		
	总计	385016.940	8			

注：a. 因变量：急诊服务量；b. 预测变量：常量，科研设备，科研经费，科研人员。

表7.7　回归系数估计与显著性检验[a]

模型		非标准化系数		标准系数	t	Sig.
		B	标准误差	试用版		
1	（常量）	0.038	0.040		0.948	0.386
	科研经费	0.007	0.000	1.000	29895.250	0.000
	科研人员	0.000	0.007	0.000	0.015	0.989
	科研设备	2.891E−007	0.000	0.000	0.361	0.733

注：a. 因变量：急诊服务量。

　　表7.7给出了科研投入指标对医院急诊服务量的回归模型系数估计和显著性检验，从显著性检验结果可以看出，在显著性水平为0.05时，仍然是只有科研经费要素的回归系数通过了显著性检验，科研人员和科研设备投入要素对应的P值分别为0.989和0.733。再次对科研投入要素和医院急诊服务量进行逐步回归分析，结果仍是只剩下科研经费投入。因此可以认为，医院科研经费的投入对医院急诊服务量有显著影响，研究假设H2b②得到验证；科研人员和科研设备对医院急诊服务量影响不显著，研究假

设 H2b①与 H2b③没有得到验证。研究假设 H2b 得到部分验证。

基于以上分析,可以建立急诊服务量与科研投入指标之间的多元回归模型

$$y_2 = 0.038 + 0.007x_1$$

其中,y_2 表示急诊服务量,x_1 表示科研经费。从回归系数上来看,科研经费的回归系数为 0.007,即表示在其他因素不变的情况下,医院科研经费投入每增加 1 万元,将促进门诊服务量提升 0.7%。相比门诊服务量来说,科研经费对医院急诊服务量的影响程度低于门诊服务量。主要是因为,对于门诊患者来说,为了找一个自己满意的医院,是有充足的时间对医院进行全面考虑的,其中包括医院的整体实力,医院的口碑等。而对于急诊患者来说,由于时间紧迫性,能够尽快得到治疗是重中之重,因此考虑医院的各方面因素比门诊患者来说相对较弱,因此医院科研经费对医院整体实力的提升效果对急诊服务量的影响相对较低一些,这是与实际情况相符合的。

7.2.4.3 市级三甲医院科研投入对住院服务量的影响因素分析

科研投入要素对医院住院服务量的回归模型分析结果如表 7.8 和表 7.9 所示。从表 7.8 可以看出,模型总体的拟合效果 R 为 0.986,估计误差为 0.0017,总模型的拟合效果较好。从表 7.9 可以看出,在显著性水平为 0.05 时,回归方程整体显著性统计量对应的 P 值为 0.000,通过了显著性检验,因此可以认为科研投入要素与住院服务量之间建立的回归方程是显著的。可以进一步做参数估计与显著性检验分析。

表 7.8　模型汇总

模型	R	R 方	调整 R 方	标准估计的误差
1	0.986[a]	0.972	0.964	0.00170

注:a. 预测变量:常量,科研设备,科研经费,科研人员。

表 7.9　方差分析[a]

模型		平方和	df	均方	F	Sig.
1	回归	707552.526	3	235850.842	81224448578.603	0.000[b]
	残差	0.000	5	0.000		
	总计	707552.526	8			

注:a. 因变量:住院服务量;b. 预测变量:常量,科研设备,科研经费,科研人员。

表7.10　回归系数估计与显著性检验[a]

模型		非标准化系数		标准系数	t	Sig.
		B	标准误差	试用版		
1	（常量）	0.039	0.024		1.609	0.169
	科研经费	0.009	0.000	1.000	66612.656	0.000
	科研人员	0.012	0.005	0.000	2.618	0.047
	科研设备	−8.652E−007	0.000	0.000	−1.777	0.136

注：a. 因变量：住院服务量。

　　表7.10给出了科研投入要素对住院服务量的回归模型系数估计和显著性检验，从显著性检验结果可以看出，科研经费和科研人员要素系数的显著性为0.000和0.047，显著性水平在0.05以下，均通过了显著性检验。科研设备投入对应的P值为0.136。再次对科研投入要素和住院服务量进行逐步回归分析，结果仍是只剩下科研经费投入和科研人员。因此可以认为，医院科研经费的投入和科研人员数量对医院住院服务量有显著影响，研究假设H2c①与H2c②得到验证；科研设备对医院住院务量影响不显著，研究假设H2c③没有得到验证。研究假设H2c得到部分验证。

　　基于以上分析，可以建立住院服务量与科研投入指标之间的多元回归模型

$$y_3 = 0.039 + 0.009x_1 + 0.012x_2$$

其中，y_3表示出院患者人数，x_1，x_2分别表示科研经费和科研人员。从回归系数上来看，科研经费的回归系数为0.009，即表示在其他因素不变的情况下，医院科研经费投入每增加1万元，将促进门诊服务量提升0.9%。科研人员投入要素的回归系数为0.012，即在其他因素不变的情况下，每100科研人员的投入，将对医院住院服务量提升1.2%。相对于门诊和急诊来说，需要住院的患者由于治疗的时间较长，病情相对严重，更注重考虑医院的整体实力，一般情况下一线的科研人员经验更丰富，医疗水平更高超，因此患者更愿意选择专家、名医等为自己看病，因此名誉较高的医生是他们的首选，这就会导致科研人员的数量对医院住院服务量产生显著的影响。科研设备对医院住院服务量的影响仍然不显著，科研设备的贡献最终主要还是反映在科研人员的技术水平上，对医院住院服务量影响不

直接。

7.2.4.4 市级三甲医院科研投入对医院收入的影响因素分析

科研投入要素对医院收入的回归模型分析结果如表 7.11 和表 7.12 所示。从表 7.11 可以看出，模型总体的拟合效果 R 为 0.941，估计误差为 0.002，总模型的拟合效果较好。从表 7.12 可以看出，显著性水平为 0.05 下，回归方程整体显著性统计量对应的 P 值为 0.000，小于显著性水平 0.05，通过了显著性检验，因此可以认为科研投入要素与医院收入之间建立的回归方程是显著的。可以进一步做参数估计与显著性检验分析。

表 7.11　模型汇总

模型	R	R 方	调整 R 方	标准估计的误差
1	0.941[a]	0.884	1.000	0.00200

注：a. 预测变量：常量，科研设备，科研经费，科研人员。

表 7.12　方差分析[a]

模型		平方和	df	均方	F	Sig.
	回归	708985.243	3	236328.414	59152551106.959	0.000[b]
1	残差	0.000	5	0.000		
	总计	708985.243	8			

注：a. 因变量：医院收入情况；b. 预测变量：常量，科研设备，科研经费，科研人员。

表 7.13　回归系数估计与显著性检验[a]

模型		非标准化系数		标准系数	t	Sig.
		B	标准误差	试用版		
	（常量）	0.044	0.028		1.543	0.183
1	科研经费	0.009	0.000	1.000	56848.647	0.000
	科研人员	0.002	0.005	0.000	3.463	0.033
	科研设备	3.552E−007	0.000	0.000	0.622	0.561

注：a. 因变量：医院收入情况。

表 7.13 给出了科研投入要素对医院收入的回归模型系数估计和显著性检验，从显著性检验结果可以看出，在显著性水平为 0.05 下，科研经费和科研人员要素系数的显著性为 0.000 和 0.033，均通过了显著性检验，科研设备投入要素对应的 P 值为 0.561。再次对科研投入要素和医院收入进

行逐步回归分析，结果仍是只剩下科研经费投入和科研人员要素。因此可以认为，医院科研经费的投入和科研人员数量对医院收入有显著影响，研究假设 H2d① 与 H2d② 得到验证；科研设备对医院收入总量影响不显著，研究假设 H2d③ 没有得到验证。研究假设 H2d 得到部分验证。

基于以上分析，可以建立医院收入与科研投入指标之间的多元回归模型

$$y_4 = 0.044 + 0.009x_1 + 0.002x_2$$

其中，y_4 表示医院收入，x_1，x_2 分别表示科研经费和科研人员。从回归系数上来看，科研经费的回归系数为 0.009，即表示在其他因素不变的情况下，医院科研经费投入每增加 1 万元，将促进医院收入提升 0.9%。科研人员投入要素的回归系数为 0.002，即在其他因素不变的情况下，每 100 科研人员的投入，将对医院收入提升 0.2%。

医院的总收入是医院整体实力的综合表现，由前面分析可知，科研经费对门诊和急诊服务量影响较为直接，科研人员对其影响不显著，但在整体综合实力中，科研人员数量占有一定的权重，同时科研经费和科研人员是不可分割的，只有两者同时提升才能对整体实力有显著的提升，因此在检验科研投入要素对医院收入的影响中，科研经费和科研人员都呈显著性影响。

7.2.5 市级三甲医院科研产出对服务产出的影响因素分析

科研产出是医学进步的表现，当前对医院进行科研实力的评价也主要是对科研产出按照一定的规则进行综合评价，对应的医院的各种评级和荣誉的颁发也是受科研产出的影响。在患者方面，医院的等级和荣誉成果将是患者在就医时注重考虑的一方面，因此在这种假设分析基础上科研成果对医院的服务产出是有影响的，但这只是从理论上的定性分析，具体是否有显著影响，有何种显著影响还需要对实际进行定量分析。

7.2.5.1 市级三甲医院科研产出对门诊服务量的影响因素分析

以服务效率中门诊服务量产出指标为因变量，科研产出四项指标为自

变量建立多元回归模型，采用 SPSS 21.0 对数据进行统计分析，模型的拟
合优度和显著性方差分析结果如表 7.14 和表 7.15 所示，从表 7.14 可以看
出，模型总体的拟合效果 R 为 0.946，估计误差为 1.43765，总模型的拟合
效果较好。从表 7.15 可以看出，回归方程整体显著性统计量对应的 P 值为
0.000，在显著性水平 0.05 以下，通过了显著性检验。因此，可以认为科
研产出与医院门诊服务量之间建立的回归方程是显著的。然后可以进一步
对模型的参数进行估计，结果如表 7.16 所示。

表 7.14　模型汇总[a]

模型	R	R 方	调整 R 方	标准估计的误差
1	0.946[a]	0.895	0.861	1.43765

注：a. 预测变量：常量，专利数量项，人才培养人，成果发表篇种，科研立项。

表 7.15　方差分析[a]

模型		平方和	df	均方	F	Sig.
1	回归	614391019.488	4	153597754.872	74315725.130	0.000[b]
	残差	8.267	4	2.067		
	总计	614391027.755	8			

注：a. 因变量：门诊服务量；b. 预测变量：常量，专利数量项，人才培养人，成果发表篇种，科研立项。

表 7.16　系数统计与检验[a]

模型		非标准化系数		标准系数	t	Sig.
		B	标准误差	试用版		
1	（常量）	−22.900	92.518		−3.814	0.019
	科研立项	0.803	0.013	1.005	893.147	0.000
	人才培养	0.477	3.468	0.002	6.192	0.003
	成果发表	0.006	0.002	0.003	2.810	0.048
	专利数量	0.001	0.000	0.001	2.354	0.078

注：a. 因变量：门诊服务量。

从表 7.16 中可以看出，自变量系数的显著性检验中，科研立项、人才
培养、成果发表对应的 P 值分别为 0.00、0.003、0.048，均小于显著性水
平 0.05，因此通过了显著性检验，而专利数量对应的 P 值为 0.078，大于

显著性水平 0.05，因此未通过显著性检验，即认为专利数量对门急诊人次数的影响是不显著的。为得到各自变量系数均显著的回归方程，剔除不显著自变量，进一步对科研产出要素进行逐步回归分析，逐步回归最终得到的回归方程中仍然只留有科研产出要素中的科研立项、人才培养和成果发表三个要素，专利数量要素被删掉。由此可得出科研立项、人才培养与成果发表对门诊服务量有显著影响，研究假设 H3a①、H3a②、H3a③得到验证；而专利数对门诊服务量影响不显著，研究假设 H3a④没有得到验证。研究假设 H3a 部分验证。

基于以上分析，可以建立门诊服务量与科研产出指标之间的多元回归模型

$$y_1 = -22.900 + 0.803x_1 + 0.477x_2 + 0.006x_3$$

其中，y_1 表示门诊服务量，x_1，x_2，x_3 分别表示科研立项、人才培养、成果发表量，从门诊服务量与科研产出四项指标之间的变动关系可以看出，在其他因素不变情况下，科研立项数量每增加 1%，则会使门诊服务量增加 0.803%；人才培养数量每增加 1%，则会使门诊服务量增加 0.477%；成果发表量每增加 1%，则会使门诊服务量增加 0.006%。因此可以看出科研立项对门诊服务量的影响较大，其次是人才培养数量。

一般情况下，科研成果越多，一定程度上说明医院的科研水平越高，医疗服务水平越高，就会吸引更多的患者前来就医。其中科研成果中，科研立项代表着研究课题在该领域内处于前沿，课题背后就是一个具有创新的科研团队，这是吸引患者的因素之一。人才培养方面是医院科研产出的另一种表现，以培养更多的高水平医疗卫生人员或研究生，为医疗服务储备后备军，医疗卫生领域的人才就是出于领域靠前位置，是未来各领域专家的发祥地之一，因此人才培养将对医院服务产出产生一定影响。

国内市级三甲医院科研发展起步较晚，由于科研资源有限，每年医院获得得科研专利数还很少，科研专利对于医院服务效率尚未产生显著影响。但美国、日本等较发达国家十分重视医学科研成果专利，并且及时将其转化为生产力，产生明显的服务效益。因此，卫生行政管理者应以更多的精力进行科研创新，并不断引进、吸收国内外先进技术，帮助科技人员

申请发明专利，推广科研成果，将科研成果及早尽快转为生产力。

7.2.5.2　市级三甲医院科研产出对急诊服务量的影响因素分析

通过以急诊服务量为因变量，科研产出四项指标为自变量建立多元回归模型，采用 SPSS 21.0 对数据进行分析，结果如表 7.17 和表 7.18 所示，首先从表 7.17 中可以看出模型的 R 方为 0.911，显示模型的拟合度比较好，从表 7.18 方差分析表中可以看出模型的整体显著性 F 统计量非常大，对应的 P 值为 0.000，小于显著性水平 0.05，因此认为建立的多元归回模型是高度显著的，然后进一步对模型的参数进行估计，结果如表 7.19 所示。

表 7.17　模型汇总[a]

模型	R	R 方	调整 R 方	标准估计的误差
1	0.911[a]	0.830	0.817	0.03570

注：a. 预测变量：常量，专利数量项，人才培养人，成果发表篇种，科研立项。

表 7.18　方差分析[a]

模型		平方和	df	均方	F	Sig.
	回归	385016.935	4	96254.234	75531961.748	0.000[b]
1	残差	0.005	4	0.001		
	总计	385016.940	8			

注：a. 因变量：急诊服务量；b. 预测变量：常量，专利数量项，人才培养人，成果发表篇种，科研立项。

表 7.19　系数统计与检验[a]

模型		非标准化系数		标准系数	t	Sig.
		B	标准误差	试用版		
	（常量）	−8.653	2.297		−3.767	0.020
	科研立项	0.295	0.000	1.005	900.349	0.000
1	人才培养	0.530	0.086	0.002	6.156	0.004
	成果发表	0.003	0.000	0.001	3.243	0.037
	专利数量	1.592E−005	0.000	.001	2.428	0.072

注：a. 因变量：急诊服务量。

从表 7.19 中可以看出，因变量系数的显著性检验中，科研立项、人才培养、成果发表对应的 P 值分别为 0.00、0.004、0.037、，均小于显著性水平 0.05，因此通过了显著性检验，即认为科研立项、人才培养、成果发表对急诊服务量具有显著影响，研究假设 H3b①、H3b②、H3b③得到验证；而专利数量对应的 P 值为 0.078，大于显著性水平 0.05，因此未通过显著性检验，专利数量对急诊服务量的影响是不显著的，研究假设 H3b④没有得到验证。为得到各自变量系数均显著的回归方程，剔除不显著自变量，进一步对科研产出要素进行逐步回归分析，逐步回归最终得到的回归方程中仍然只留有科研产出要素中的科研立项和人才培养两个要素，成果发表和专利数量两个要素被删除掉。

基于以上分析，可以建立急诊服务量与科研产出指标之间的多元回归模型

$$y_2 = -8.653 + 0.295x_1 + 0.530x_2 + 0.003x_3$$

其中，y_2 表示出院患者人数，x_1，x_2，x_3 分别表示科研立项、人才培养与成果发表量，从急诊服务量数与科研产出两项指标之间的变动关系可以看出，在其他因素不变情况下，科研立项数量每增加 1%，则会使急诊服务量增加 0.295%；人才培养数量每增加 1%，则会使急诊服务量增加 0.530%；成果发表量每增加 1%，则会是急诊服务量增加 0.3%。因此可以看出人才培养对急诊服务量的影响较大，其次是科研立项数量。

从统计分析结果中可以得到，科研立项、人才培养和成果发表情况对急诊服务量有显著影响，急诊服务需要更高的技术水平，服务效率高，科研产出也是综合实力的提升表现，是提供高效服务的保证，因此在市级三甲医院不断提升科研水平，增加科研产出，将对医院的服务产出和服务效率有显著的改进。此外，加强门诊、急诊管理是缩短平均住院日的重要途径，提高门诊、急诊医师层次来提升门诊、急诊工作质量和效率：首先，增强门诊、急诊医生的责任感，坚持首诊负责制；其次，加强门诊、急诊师资力量，提高门诊、诊诊断水平。在门诊、急诊完善各项检查，对患者尽早做出诊断，减少病人入院后的常规检查内容，强化门诊、急诊的首诊确诊率。由此可见，医院竞争说到底是人才竞争，引进人才、培养人才、挖掘人才、利用人才是提高医院服务效率的重中之重，多种形式培养技术骨干，积极引进外部人才，通过实施重点学科发展战略，提高医学前沿技术和关键技术方面的实力。

7.2.5.3 市级三甲医院科研产出对住院服务量的影响分析

通过对住院服务量为因变量，科研产出四项指标为自变量建立多元回归模型，采用 SPSS 21.0 对数据进行分析，结果如表 7.20、表 7.21 所示，首先总表 7.20 中可以看出模型的 R 方为 0.783，显示模型的拟合度较好，从表 7.21 方差分析表中可以看出模型的整体显著性 F 统计量非常大，对应的 P 值为 0.000，小于显著性水平 0.05，因此认为建立的多元归回模型是高度显著的，然后进一步对模型的参数进行估计，结果如表 7.22 所示。

表 7.20　模型汇总[a]

模型	R	R 方	调整 R 方	标准估计的误差
1	0.889[a]	0.791	0.783	0.1190631

注：a. 预测变量：常量，专利数量项，人才培养人，成果发表篇种，科研立项。

表 7.21　方差分析[a]

模型		平方和	df	均方	F	Sig.
1	回归	4209165.863	4	1052291.466	74230358.967	0.000[b]
	残差	0.057	4	0.014		
	总计	4209165.919	8			

注：a. 因变量：住院服务量；b. 预测变量：常量，专利数量项，人才培养人，成果发表篇种，科研立项。

表 7.22　系数统计与检验[a]

模型		非标准化系数		标准系数	t	Sig.
		B	标准误差	试用版		
1	（常量）	−29.213	7.662		−3.813	0.019
	科研立项	0.977	0.001	1.005	542.374	0.000
	人才培养	1.778	0.287	0.002	4.125	0.011
	成果发表	0.002	0.000	0.003	2.808	0.028
	专利数量	5.141E−005	0.000	0.001	1.351	0.098

注：a. 因变量：住院服务量。

从表 7.22 中可以看出，因变量系数的显著性检验中，科研立项、人才培养、成果发表对应的 P 值分别为 0.00、0.011、0.028，均小于显著性水平 0.05，因此通过了显著性检验，而专利数量对应的 P 值为 0.098，大于显著性水平 0.05，因此未通过显著性检验，即认为专利数量对住院服务量的影响是不显著的，研究假设 H3c④没有得到验证；科研立项、人才培养以及成果发表数对住院服务量具有显著影响，研究假设 H3c①、H3c②、H3c③得到验证。研究假设 H3c 得到部分验证。

基于以上分析，可以建立住院服务量与科研产出四项指标之间的多元回归模型

$$y_3 = -29.213 + 0.977x_1 + 1.778x_2 + 0.002x_3$$

其中，y_3 表示住院服务量，x_1，x_2，x_3 分别表示科研立项、人才培养、成果发表量，从住院服务量与科研产出四项指标之间的变动关系可以看出，在其他因素不变情况下，科研立项数量每增加 1%，则会使住院服务量增加 0.977%；人才培养数量每增加 1%，则会使住院服务量增加 1.778%；成果发表量每增加 1%，则会使住院服务量增加 0.003%。因此可以看出人才培养对住院服务量的影响较大，其次是科研立项数量。

在有限的服务设施条件下继续提升住院服务量，就需要缩短平均住院日。缩短平均住院日可以充分利用卫生资源，提高社会效益和经济效益。住院日一般分为高效住院日、低效住院日和无效住院日。高效住院日是病人入院后检查诊断、治疗的集中时间。其时间为入院后的 1~10 天。患者的住院费用多发生在这一时间段，因为这一阶段为病人的有效诊断、治疗时间，这个时期医院收费高、消耗低；而低效住院日和无效住院日期间则是费用少、消耗高。所以，缩短平均住院日所产生的经济效益大于延长住院天数产生的经济效益。缩短平均住院日可提高医院的纯收入，降低患者的住院费用，使卫生资源得到合理利用。卫生经济学分析也证明，缩短住院天数，增加床位周转次数，所产生的经济效益大于延长住院天数所得到的经济效益。医院在不增加任何投人的情况下，可多收治病人，其社会效益是显而易见的。缩短住院天数，减少总的住院日，无疑可减少病人经费总额，大大减轻病人经济负担；同时也可减少患者的心理负担。在做好基本的医院管理基础上，缩短平均住院日的根本原因还在于提高医院医疗技术水平，针对疾病进行准确有效的检查与治疗，提高疾病治愈率。

其中，临床科室对医技科室的依赖性越加明显，医技科室在诊疗全过程中的地位和作用更加突出。医技科室的效能直接影响诊断是否及时准确

和治疗是否及时有效，其对平均住院日的影响是显而易见的。因此，医院在科学高效运转和质量控制下，努力提高科研产出对缩短平均住院日也是非常重要的。

7.2.5.4 市级三甲医院科研产出对医院收入的影响因素分析

通过以医院收入为因变量，科研产出四项指标为自变量建立多元回归模型，采用 SPSS 21.0 对数据进行分析，结果如表 7.23、表 7.24 所示，首先从表 7.23 中可以看出模型的 R 方为 0.796，显示模型的拟合度较好，从表 7.24 方差分析表中可以看出模型的整体显著性 F 统计量非常大，对应的 P 值为 0.000，小于显著性水平 0.05，因此认为建立的多元归回模型是高度显著的，然后进一步对模型的参数进行估计，结果如表 7.25 所示。

表 7.23 模型汇总[a]

模型	R	R 方	调整 R 方	标准估计的误差
1	0.897[a]	0.805	0.796	0.1285695

注：a. 预测变量：常量，专利数量项，人才培养人，成果发表篇种，科研立项。

表 7.24 方差分析[a]

模型		平方和	df	均方	F	Sig.
	回归	4909937.498	4	1227484.374	74257464.394	0.000[b]
1	残差	0.066	4	0.017		
	总计	4909937.564	8			

注：a. 因变量：医院收入；b. 预测变量：常量，专利数量项，人才培养人，成果发表篇种，科研立项。

表 7.25 系数统计与检验[a]

模型		非标准化系数		标准系数	t	Sig.
		B	标准误差	试用版		
	（常量）	−31.550	8.274		−3.813	0.034
	科研立项	1.055	0.001	1.005	612.797	0.000
1	人才培养	1.920	.310	0.002	5.170	0.003
	成果发表	0.001	.000	0.003	2.324	0.041
	专利数量	5.554E−005	0.000	0.001	2.051	0.067

注：a. 因变量：医院收入。

从表 7.25 中可以看出，因变量系数的显著性检验中，科研立项、人才培养、成果发表对应的 P 值分别为 0.000、0.003、0.041，均小于显著性水平 0.05，因此通过了显著性检验，而专利数量对应的 P 值为 0.067，大于显著性水平 0.05，因此未通过显著性检验，即认为专利数量对医院收入的影响是不显著的，研究假设 H3d④没有得到验证；而科研立项、人才培养、成果发表对医院收入具有显著影响，研究假设 H3d①、H3d②、H3d③得到验证。研究假设 H3d 得到部分验证。

基于以上分析，可以建立医院收入与科研产出四项指标之间的多元回归模型

$$y_4 = -31.550 + 1.055x_1 + 1.920x_2 + 0.001x_3$$

其中，y_4 表示医院总收入，x_1，x_2，x_3 分别表示科研立项、人才培养、成果发表量，从医院收入与科研产出四项指标之间的变动关系可以看出，在其他因素不变情况下，科研立项数量每增加 1%，则会使医院收入增加 1.055%；人才培养数量每增加 1%，则会使医院收入增加 1.920%；成果发表量每增加 1%，则会使医院收入增加 0.001%。因此，可以看出人才培养对医院收入的影响较大，其次是科研立项数量。

科研产出是医疗卫生科技不断前进的动力，也是医疗卫生机构不断提高服务职能的重要保障。根据前面科研投入对医院门诊、急诊服务量和住院服务量的影响分析可知，科研产出的提高将显著影响医院门诊、急诊服务量和住院服务量的提高，门诊、急诊服务和住院服务在医院的总收入中占有重要比重，同时也将带动医药消费，因此科研产出从间接上影响到医院的收入。综合以上分析，市级三甲医院一方面争取更大的科研投入，另一方面在现有的科研基础上要不断提高科研队伍实力，提升科研产出与成果转化。

7.2.6　市级三甲医院科研投入对服务投入的影响因素分析

为了研究科研投入对医院服务投入是否显著，仍以收集的医院科研投入和服务投入数据为基础，将科研投入对医院服务投入采用 SPSS 21.0 进行多元回归分析。

7.2.6.1 市级三甲医院科研投入对职工人数的影响因素分析

首先分析科研投入要素对医院职工人数是否有显著影响。回归模型效度和显著性检验如表 7.26 和表 7.27 所示。从表 7.26 可以看出，模型总体的拟合效果 R 为 0.991，但估计误差为非常大，模型的拟合效果很差。从表 7.27 可以看出，回归方程整体显著性统计量对应的 P 值为 0.000，小于显著性水平 0.05，通过了显著性检验，虽然通过了回归方程通过了显著性检验，但自变量的在方程中的显著性还需要进一步进行检验。

表 7.26　模型汇总

模型	R	R 方	调整 R 方	标准估计的误差
1	0.991[a]	0.981	0.970	40066.5287

注：a. 预测变量：常量，科研设备，科研经费，科研人员。

表 7.27　方差分析[a]

模型		平方和	df	均方	F	Sig.
1	回归	66525534.805	3	255508511.602	86.746	0.000[b]
	残差	33627.195	5	05326725.439		
	总计	93159162.000	8			

注：a. 因变量：职工人数；b. 预测变量：常量，科研设备，科研经费，科研人员。

表 7.28　回归系数估计与显著性检验[a]

模型		非标准化系数		标准系数	t	Sig.
		B	标准误差	试用版		
1	（常量）	1160350.309	569154.436		2.039	0.097
	科研经费	−4.466	3.280	−.620	−1.362	0.231
	科研人员	−45412.431	106877.445	−.486	−.425	0.689
	科研设备	26.764	11.448	2.073	2.338	0.067

注：a. 因变量：职工人数。

表 7.28 给出了科研投入要素对职工人数的回归模型系数估计和显著性检验，从显著性检验结果可以看出，在显著性水平 0.05 时，所有科研投入要素的回归系数显著性均大于 0.05，因此可以认为，医院科研投入对医院服务投入中的职工人数无显著影响，研究假设 H4a①、H4a②、H4a③没有

得到验证。这也与实际相符合，科研的投入与医院职工人数没有必然联系。研究假设 H4a 没有得到验证。

7.2.6.2 市级三甲医院科研投入要素对开放病床数的影响分析

科研投入要素对医院开放病床数的回归模型分析结果如表 7.29 和表 7.30 所示。从表 7.29 可以看出，模型总体的拟合效果 R 为 1.000，估计误差为 0.148，总模型的拟合效果较好。从表 7.30 可以看出，回归方程整体显著性统计量对应的 P 值为 0.000，小于显著性水平 0.05，通过了显著性检验，建立回归方程前，需要进一步做参数估计与显著性检验分析。

表 7.29　模型汇总

模型	R	R 方	调整 R 方	标准估计的误差
1	1.000ᵃ	1.000	1.000	0.1480

注：a. 预测变量：常量，科研设备，科研经费，科研人员。

表 7.30　方差分析ᵃ

模型		平方和	df	均方	F	Sig.
1	回归	39699261.890	3	9899753.963	507762810.539	0.000ᵇ
	残差	0.110	5	0.022		
	总计	39699262.000	8			

注：a. 因变量：开放病床数；b. 预测变量：常量，科研设备，科研经费，科研人员。

表 7.31　回归系数估计与显著性检验ᵃ

模型		非标准化系数		标准系数	t	Sig.
		B	标准误差	试用版		
1	（常量）	0.551	2.102		0.262	0.804
	科研经费	0.832	0.000	0.800	1.186	0.245
	科研人员	0.172	0.395	0.000	0.437	0.681
	科研设备	2.040E − 005	0.000	0.000	0.482	0.650

注：a. 因变量：开放病床数。

表 7.31 给出了科研投入要素对医院服务投入的开放病床数的回归模型系数估计和显著性检验，从显著性检验结果可以看出，在显著性水平为 0.05 时，科研投入要素对应的 P 值分别为 0.245、0.681 和 0.650，均大于

显著性水平。因此可以认为，医院科研经费、科研人员和科研设备对医院
开放病床数影响不显著，研究假设 H4b①、H4b②、H4b③没有得到验证。
研究假设 H4b 没有得到验证。

7.2.6.3 市级三甲医院科研投入对医院支出的影响因素分析

科研投入要素对医院支出的回归模型分析结果如表 7.32 和表 7.33 所
示。从表 7.32 可以看出，模型总体的拟合效果 R 为 0.976，估计误差为
0.0017，总模型的拟合效果较好。从表 7.33 可以看出，回归方程整体显著
性统计量对应的 P 值为 0.000，小于显著性水平 0.05，通过了显著性检验，
因此可以认为科研投入要素与医院支出之间建立的回归方程是显著的。可
以进一步做参数估计与显著性检验分析。

表 7.32　模型汇总

模型	R	R 方	调整 R 方	标准估计的误差
1	0.976[a]	0.952	0.944	0.00170

注：a. 预测变量：常量，科研设备，科研经费，科研人员。

表 7.33　方差分析[a]

	模型	平方和	df	均方	F	Sig.
1	回归	429424.858	3	143141.619	19931709881.669	0.000[b]
	残差	0.000	5	0.000		
	总计	429424.858	8			

注：a. 因变量：医院支出；b. 预测变量：常量，科研设备，科研经费，科研人员。

表 7.34　回归系数估计与显著性检验[a]

模型		非标准化系数		标准系数	t	Sig.
		B	标准误差	试用版		
1	（常量）	−0.015	0.038		0.392	0.711
	科研经费	−0.014	0.000	1.000	−2.891	0.027
	科研人员	−0.002	0.007	0.000	−3.279	0.017
	科研设备	−0.051	0.000	0.000	−5.137	0.006

注：a. 因变量：医院支出。

表 7.34 给出了科研投入要素对医院支出的回归模型系数估计和显著性
检验，从显著性检验结果可以看出，在显著性水平为 0.05 时，科研投入各

要素对应的 P 值分别为 0.027、0.017 和 0.006，均小于显著性水平。因此可以认为，医院科研投入各要素对医院支出有显著影响，研究假设 H4c①、H4c②、H4c③得到验证。基于以上分析可以建立医院开医院支出与科研投入各项指标之间的回归模型。

$$y_3 = -0.015 - 0.014x_1 - 0.002x_2 - 0.051x_3$$

其中，y_3 表示医院支出，x_1 表示科研经费，x_2 表示科研人员，x_3 表示科研设备。从回归系数上来看，医疗卫生机构的科研投入对医院的支出都是负相关，即科研投入的增加将减少医院的支出。医院科研的投入，如科研经费、科研人员的输入将提升医院的科研实力，同时减少医院在这方面的投入，同时部分科研经费用于科研设备的购置，这也将减少医院的支出，因此从实证分析结果来看，医院科研投入与医院支出有显著性影响是符合理论和实际的。研究假设 H4c 得到验证。

7.2.6.4　市级三甲医院科研投入对政府投入的影响因素分析

科研投入要素对医院医院政府投入的回归模型分析结果如表 7.35 和表 7.36 所示。从表 7.35 可以看出，模型总体的拟合效果 R 为 0.941，估计误差为 0.00254，总模型的拟合效果较好。从表 7.36 可以看出，回归方程整体显著性统计量对应的 P 值为 0.000，小于显著性水平 0.05，通过了显著性检验，因此可以进一步做参数估计与显著性检验分析。

表 7.35　模型汇总

模型	R	R 方	调整 R 方	标准估计的误差
1	0.941[a]	0.884	0.937	0.00254

注：a. 预测变量：常量，科研设备，科研经费，科研人员。

表 7.36　方差分析[a]

模型		平方和	df	均方	F	Sig.
1	回归	19416.026	3	6472.009	999351357.918	0.000[b]
	残差	0.000	5	0.000		
	总计	19416.026	8			

注：a. 因变量：医院支出；b. 预测变量：常量，科研设备，科研经费，科研人员。

表 7.37　回归系数估计与显著性检验[a]

模型		非标准化系数		标准系数	t	Sig.
		B	标准误差	试用版		
1	（常量）	0.010	0.036		0.272	0.797
	科研经费	−0.006	0.000	0.050	1.394	0.034
	科研人员	−0.011	0.007	−0.001	−5.672	0.015
	科研设备	−0.065	0.000	0.000	−3.465	0.032

注：a. 因变量：政府投入情况。

表 7.37 给出了科研投入要素对医院政府投入的回归模型系数估计和显著性检验，从显著性检验结果可以看出，在显著性水平为 0.05 时，科研经费、科研人员和科研设备投入要素对应的 P 值分别为 0.034、0.015 和 0.032，均小于显著性水平。因此可以认为，医院科研经费、科研人员和科研设备对政府投入有显著性影响，研究假设 H4d①、H4d②、H4d③得到验证。基于以上分析可以建立政府支出与科研投入各项指标之间的回归模型。

$$y_4 = 0.01 - 0.006x_1 - 0.011x_2 - 0.065x_3$$

其中，y_4 表示政府支出，x_1 表示科研经费，x_2 表示科研人员，x_3 表示科研设备。从回归系数上来看，医疗卫生机构的科研立项对医院支出和科研经费对政府投入有同等属性，都是负相关，即科研投入的增加将减少政府的医疗项目投入。根据技术对生产力的作用理论分析，科研投入和产出的增加将促进医疗卫生机构的生产力水平提高，并降低其产出成本。因此，科研技术的投入在一定程度上能够降低政府投入，从宏观数据来看，科研投入对服务政府投入有显著的负相关关系。研究假设 H4d 得到验证。

7.2.7　市级三甲医院科研产出对服务投入的影响因素分析

科学研究是生产力提高的基本表现，生产力的提高将促进生产效率的提升，降低生产投入。医院的科研产出将在一定程度上提高医院的服务效率，或者在某些服务要素上不产生影响。本小节将通过对医院科研产出对医院服务投入的影响分析科研产出与服务投入之间的显著性关系，全面了解医院科研与服务之间的关系机理。

127

7.2.7.1 市级三甲医院科研产出对职工人数的影响因素分析

以医院投入要素中的职工人数为因变量，科研产出四项指标为自变量建立多元回归模型，采用 SPSS 21.0 对数据进行统计分析，模型的拟合优度和显著性方差分析结果如表 7.38 和表 7.39 所示，从表 7.38 可以看出，模型总体的拟合效果 R 为 0.982，但标准估计的误差数值很大，拟合效果不是很好。但从表 7.39 可以看出，在显著性水平为 0.05 时，回归方程整体显著性统计量对应的 P 值为 0.000，通过了显著性检验，出现了伪回归现象。因此要进一步对模型的参数进行估计，结果如表 7.40 所示。

表 7.38 模型汇总[a]

模型	R	R 方	调整 R 方	标准估计的误差
1	0.982[a]	0.964	0.928	61745.8374

注：a. 预测变量：常量，科研设备，科研经费，科研人员。

表 7.39 方差分析[a]

模型		平方和	df	均方	F	Sig.
1	回归	10542965439.746	4	635741359.937	26.921	0.004[b]
	残差	5250193722.254	4	12548430.563		
	总计	425793159162.000	8			

注：a. 因变量：医院支出；b. 预测变量：常量，专利数量，人才培养，成果发表，科研立项。

表 7.40 系数统计与检验[a]

模型		非标准化系数		标准系数	t	Sig.
		B	标准误差	试用版		
1	（常量）	−23780.437	973587.333		−0.107	0.920
	科研立项	175.982	567.596	0.569	0.310	0.772
	人才培养	−52418.097	148966.906	−0.225	−0.352	0.743
	成果发表	−23.989	86.048	−0.510	−0.279	0.794
	专利数量	19.588	11.343	1.139	1.727	0.159

注：a. 因变量：职工人数。

从表 7.40 中可以看出，自变量系数的显著性检验中，科研立项、人才培养、成果发表和专利数量对应的 P 值分别为 0.772、0.743、0.794，均大于显著性水平 0.05，均未通过显著性检验。即认为科研产出各要素对医院服务投入要素中的职工人数间没有显著关系，研究假设 H5a①、H5a②、H5a③、H5a④没有得到验证。研究假设 H5a 没有得到验证。

7.2.7.2 市级三甲医院科研产出对医院开放病床数的影响因素分析

通过以开放病床数为因变量，科研产出四项指标为自变量建立多元回归模型，采用 SPSS 21.0 对数据进行分析，结果如表 7.41 和表 7.42 所示，首先从表 7.41 中可以看出模型的 R 方为 0.911，标准估计的误差为 9.8776，从表 7.42 方差分析表中可以看出模型的整体显著性 F 统计量非常大，对应的 P 值为 0.000，小于显著性水平 0.05，因此进一步对模型的参数进行估计，结果如表 7.42 所示。

表 7.41　模型汇总ᵃ

模型	R	R 方	调整 R 方	标准估计的误差
1	1.000ᵃ	1.000	1.000	9.8776

注：a. 预测变量：常量，专利数量，人才培养，成果发表，科研立项。

表 7.42　方差分析ᵃ

模型		平方和	df	均方	F	Sig.
1	回归	39698871.73	4	4924717.933	78321.107	0.000ᵇ
	残差	390.268	4	97.567		
	总计	39699262.00	8			

注：a. 因变量：医院支出；b. 预测变量：常量，专利数量，人才培养，成果发表，科研立项。

表 7.43　系数统计与检验ᵃ

模型		非标准化系数		标准系数	t	Sig.
		B	标准误差	试用版		
1	（常量）	-2441.872	635.663		-3.841	0.018
	科研立项	81.567	0.091	1.005	0.315	0.150
	人才培养	-148.160	23.831	-0.002	-2.417	0.073
	成果发表	-0.039	0.014	-0.003	-2.840	0.047
	专利数量	0.004	0.002	0.001	2.398	0.075

注：a. 因变量：开放病床数。

从表 7.43 中可以看出，自变量系数的显著性检验中，科研立项、人才培养、成果发表和专利数量对应的 P 值分别为 0.15、0.73、0.75，均大于显著性水平 0.05，均未通过显著性检验。即认为科研产出各要素对医院服务投入要素中的开放病床数没有显著关系，研究假设 H5b①、H5b②、H5b③、H5b④没有得到验证。研究假设 H5b 没有得到验证。

7.2.7.3　市级三甲医院科研产出要素对医院支出的影响因素分析

通过对医院支出为因变量，科研产出四项指标为自变量建立多元回归模型，采用 SPSS 21.0 对数据进行分析，结果如表 7.44 和表 7.45 所示，首先从 7.44 中可以看出模型的 R 方为 0.946，显示模型的拟合度较好，从表 7.45 方差分析表中可以看出模型的整体显著性 F 统计量非常大，对应的 P 值为 0.000，小于显著性水平 0.05，因此认为建立的多元归回模型是高度显著的，然后进一步对模型的参数进行估计，结果如表 7.46 所示。

表 7.44　模型汇总[a]

模型	R	R 方	调整 R 方	标准估计的误差
1	0.946[a]	0.895	0.927	.03644

注：a. 预测变量：常量，专利数量，人才培养，成果发表，科研立项。

表 7.45　方差分析[a]

模型		平方和	df	均方	F	Sig.
	回归	429424.853	4	107356.213	80856612.032	0.000[b]
1	残差	0.005	4	0.001		
	总计	429424.858	8			

注：a. 因变量：医院支出；b. 预测变量：常量，专利数量，人才培养，成果发表，科研立项。

表 7.46　系数统计与检验[a]

模型		非标准化系数		标准系数	t	Sig.
		B	标准误差	试用版		
	（常量）	−9.213	2.345		−3.929	0.017
	科研立项	−0.312	0.000	1.005	931.577	0.000
1	人才培养	−0.565	0.088	−0.002	−6.422	0.003
	成果发表	−0.002	0.000	−0.003	−2.898	0.044
	专利数量	1.645E−005	0.000	0.001	2.458	0.070

注：a. 因变量：医院支出。

从表 7.46 中可以看出，因变量系数的显著性检验中，科研立项、人才培养、成果发表对应的 P 值分别为 0.00、0.003、0.044，均小于显著性水平 0.05，因此通过了显著性检验，科研立项、人才培养、成果发表对医院支出具有显著性影响，研究假设 H5c①、H5c②、H5c③得到验证；而专利数量对应的 P 值为 0.070，大于显著性水平 0.05，因此未通过显著性检验，即认为专利数量对医院支出的影响是不显著的，研究假设 H5c④没有得到验证。研究假设 H5c 得到部分验证。

基于以上分析，可以建立医院支出与科研投入各项指标之间的回归模型。

$$y_3 = -9.213 - 0.312x_1 - 0.565x_2 - 0.002x_3$$

其中，y_3 表示医院支出，x_1 表示科研立项，x_2 表示人才培养，x_3 表示成果发表。从回归系数上来看，医疗卫生机构的科研立项对医院的支出和科研经费对医院的支出有同等属性，都是负相关，即科研立项增多为科研顺利进行提供了经费保障从而减少了医院的支出。人才培养、科研成果发表要素对医院的支出成负影响，即人才培养、科研成果发表增加将降低医院支出，这主要是由于医院人才的培养与科研成果发表将提升医疗队伍的医疗水平，扩大医疗队伍，这将提高医疗效率减少医疗事故，从而减少医院支出。因此在医疗卫生机构未来发展中，要逐步加大对医疗人才培养的投入，产学研相结合来提高医院科研队伍实力和服务水平，降低医院投入。

7.2.7.4 市级三甲医院科研产出对政府投入的影响因素分析

通过以政府投入为因变量，科研产出四项指标为自变量建立多元回归模型，采用 SPSS 21.0 对数据进行分析，结果如表 7.47 和表 7.48 所示，首先总表 7.47 中可以看出模型的 R 方为 0.5914，显示模型的拟合度一般，从表 7.48 方差分析表中可以看出模型的整体显著性 F 统计量非常大，对应的 P 值为 0.000，小于显著性水平 0.05。因此，认为建立的多元归回模型是高度显著的，然后进一步对模型的参数进行估计，结果如表 7.49 所示。

表7.47　模型汇总

模型	R	R方	调整R方	标准估计的误差
1	0.769[a]	0.5914	0.5746	0.00975

注：a. 预测变量：常量，专利数量，人才培养，成果发表，科研立项。

表7.48　方差分析

模型		平方和	df	均方	F	Sig.
1	回归	19416.026	4	4854.006	51077753.648	0.000[b]
	残差	0.000	4	0.000		
	总计	19416.026	8			

注：a. 因变量：政府投入；b. 预测变量：常量，专利数量，人才培养，成果发表，科研立项。

表7.49　系数统计与检验

模型		非标准化系数		标准系数	t	Sig.
		B	标准误差	试用版		
1	（常量）	-1.935	0.627		-3.085	0.037
	科研立项	-0.066	0.000	1.004	-7.357	0.003
	人才培养	-0.117	0.024	-0.002	-4.993	0.008
	成果发表	-0.012	0.000	-0.003	-3.301	0.043
	专利数量	3.531E-006	0.000	0.001	1.972	0.120

注：a. 因变量：政府投入。

从表7.49中可以看出，因变量系数的显著性检验中，科研立项、人才培养、成果发表对应的P值分别为0.003、0.008和0.042，均小于显著性水平0.05，因此通过了显著性检验，科研立项、人才培养、成果发表对政府投入具有显著影响，研究假设H5d①、H5d②、H5d③得到验证；而专利数量对应的P值分为0.12，大于显著性水平0.05，因此未通过显著性检验，即认为专利数量对政府投入的影响是不显著的，研究假设H5d④没有得到验证。研究假设H5d得到部分验证。

基于以上分析，可以建立政府投入与科研投入各项指标之间的回归模型。

$$y_4 = -1.935 - 0.066x_1 - 0.117x_2 - 0.012x_3$$

其中，y_4 表示政府投入，x_1 表示科研立项、x_2 表示人才培养、x_3 表示成果发表量。从回归方程来看，科研立项、成果发表和人才培养的增加将减少政府投入，主要是增加医疗卫生机构的人才数量，满足日益增长的就医需求，解决就医难问题，这也是政府部门需要解决的主要问题，因此，医疗人才的增加，将提高医疗效率，降低医疗成本，减少政府资金辅助需求。

7.3 研究小结

7.3.1 研究假设验证情况汇总

本章研究假设验证情况汇总如表 7.50 至表 7.54 所示，从分析中可得出，大部分研究假设得到验证与部分验证，只有少部分假设没有得到支持验证。在本章第二节将对没有得到支持验证的假设进行分析讨论。

表 7.50 市级三甲医院科研效率对服务效率的相关性分析

研究假设	假设内容	实证结果
H1	科研效率对于服务效率具有正向相关性	支持
H1a	科研总体效率对于服务总体效率具有正向相关性	支持
H1b	科研技术效率对于服务技术效率具有正向相关性	支持
H1c	科研规模效率对于服务规模效率具有正向相关性	支持

表 7.51 市级三甲医院科研投入对医院服务产出的影响分析

研究假设	假设内容	实证结果
H2	科研投入对于服务产出具有正相关关系	部分支持
H2a	科研投入对医院门诊服务量具有正相关关系	部分支持
H2a①	科研人员对医院门诊服务量具有正相关关系	不支持
H2a②	科研经费对医院门诊服务量具有正相关关系	支持
H2a③	科研设备对医院门诊服务量具有正相关关系	不支持
H2b	科研投入对医院急诊服务量具有正相关关系	部分支持
H2b①	科研人员对医院急诊服务量具有正相关关系	不支持
H2b②	科研经费对医院急诊服务量具有正相关关系	支持
H2b③	科研设备对医院急诊服务量具有正相关关系	不支持
H2c	科研投入对医院住院服务量具有正相关关系	部分支持

续表

研究假设	假设内容	实证结果
H2c①	科研人员对医院住院服务量具有正相关关系	不支持
H2c②	科研经费对医院住院服务量具有正相关关系	支持
H2c③	科研设备对医院住院服务量具有正相关关系	不支持
H2d	科研投入对医院总收入具有正相关关系	部分支持
H2d①	科研人员对医院总收入具有正相关关系	不支持
H2d②	科研经费对医院总收入具有正相关关系	支持
H2d③	科研设备对医院总收入具有正相关关系	不支持

表7.52　市级三甲医院科研产出对医院服务产出的影响分析

研究假设	假设内容	实证结果
H3	科研产出对服务产出具有正相关关系	部分支持
H3a	科研产出对医院门诊服务量具有正相关关系	部分支持
H3a①	科研新立项数对医院门诊服务量具有正相关关系	支持
H3a②	科研成果发表数对医院门诊服务量具有正相关关系	支持
H3a③	科研人才培养数对医院门诊服务量具有正相关关系	支持
H3a④	专利数对医院门诊服务量具有正相关关系	不支持
H3b	科研产出对医院急诊服务量具有正相关关系	部分支持
H3b①	科研立项数对医院急诊服务量具有正相关关系	支持
H3b②	科研成果发表数对医院急诊服务量具有正相关关系	支持
H3b③	人才培养数对医院急诊服务量具有正相关关系	支持
H3b④	专利数对医院急诊服务量具有正相关关系	不支持
H3c	科研经费对医院住院服务量具有正相关关系	部分支持
H3c①	科研立项数对医院住院服务量具有正相关关系	支持
H3c②	科研成果发表数对医院住院服务量具有正相关关系	支持
H3c③	人才培养数对医院住院服务量具有正相关关系	支持
H3c④	专利数对医院住院服务量具有正相关关系	不支持
H3d	科研产出对医院总收入具有正相关关系	部分支持
H3d①	科研立项数对医院总收入具有正相关关系	支持
H3d②	科研成果发表数对医院总收入具有正相关关系	支持
H3d③	人才培养数对医院总收入具有正相关关系	支持
H3d④	专利数对医院总收入具有正相关关系	不支持

表 7.53　市级三甲医院科研投入对医院服务投入的影响分析

研究假设	假设内容	实证结果
H4	科研投入对于服务投入具有负相关关系	部分支持
H4a	科研投入对医院职工人数具有负相关关系	不支持
H4a①	科研人员对医院职工人数具有负相关关系	不支持
H4a②	科研经费对医院职工人数具有负相关关系	不支持
H4a③	科研设备对医院职工人数具有负相关关系	不支持
H4b	科研投入对医院开放病床数具有负相关关系	不支持
H4b①	科研人员对医院开放病床数具有负相关关系	不支持
H4b②	科研经费对医院开放病床数具有负相关关系	不支持
H4b③	科研设备对医院开放病床数具有负相关关系	不支持
H4c	科研投入对医院总支出具有负相关关系	支持
H4c①	科研人员对医院总支出具有负相关关系	支持
H4c②	科研经费对医院总支出具有负相关关系	支持
H4c③	科研设备对医院总支出具有负相关关系	支持
H4d	科研投入对政府投入具有负相关关系	支持
H4d①	科研人员对政府投入具有负相关关系	支持
H4d②	科研经费对政府投入具有负相关关系	支持
H4d③	科研设备对政府投入具有负相关关系	支持

表 7.54　市级三甲医院科研产出对医院服务投入的影响分析

研究假设	假设内容	实证结果
H5	科研产出对于服务投入具有负相关关系	部分支持
H5a	科研产出对医院职工人数具有负相关关系	不支持
H5a①	科研立项数对医院职工人数具有负相关关系	不支持
H5a②	科研成果发表数对医院职工人数具有负相关关系	不支持
H5a③	科研人才培养数对医院职工人数具有负相关关系	不支持
H5a④	专利数对医院职工人数具有负相关关系	不支持
H5b	科研产出对医院开放病床数具有负相关关系	不支持
H5b①	科研立项数对医院开放病床数具有负相关关系	不支持
H5b②	科研成果发表数对医院开放病床数具有负相关关系	不支持
H5b③	人才培养数对医院开放病床数具有负相关关系	不支持
H5b④	专利数对医院开放病床数具有负相关关系	不支持

研究假设	假设内容	实证结果
H5c	科研产出对医院总支出具有负相关关系	部分支持
H5c①	科研立项数对医院总支出具有负相关关系	支持
H5c②	科研成果发表数对医院总支出具有负相关关系	支持
H5c③	人才培养数对医院总支出具有负相关关系	支持
H5c④	专利数对医院总支出具有负相关关系	不支持
H5d	科研产出对政府投入具有负相关关系	部分支持

7.3.2 讨论分析

在本章的研究分析中，首先，对科研效率和服务效率的 DEA 评价指标进行了相关性分析，结果显示科研效率对服务效率间具有正相关性，研究假设 H1 得到验证。

其次，对科研投入对医院产出的影响进行了实证分析，在假设中主要假设了 H2：科研投入对医院的产出要素均成正相关影响，从检验结果来看，门诊服务量和急诊服务量只受科研经费显著性影响，与科研人员、科研设备无显著性关系，此外，住院服务量和医院收入受科研经费和科研人员的显著性影响，与科研设备无显著性关系。该假设得到部分验证，出现这种结果，主要是因为科研经费的投入能让科研人员提高科研水平，提升科研团队实力，进一步提供更有效的医疗服务，而科研人员量和科研设备只是医院提升整体实力的保障，但没有充足的科研经费做保障，科研对于医院的整体实力提升仍有障碍。因此，科研人员、设备对与服务产出中的门、急诊服务量影响并不显著。相对门诊和急诊来说，需要住院的患者由于治疗的时间较长，病情相对严重，更注重考虑医院的整体实力，因此，科研设备对住院服务量影响并不显著。科研设备对医院收入的影响不显著主要因为，科研设备的贡献最终还是反映在科研人员的技术水平和科研成果上，对医院收入影响不显著。

再次，分析了科研产出要素对医院服务产出要素的影响，主要假设 H3：科研产出要素对医院服务产出要素有正相关影响。实证分析结果显示，急诊服务量、门诊服务量、住院服务量和医院收入受科研立项、人才培养、成果发表量显著性影响，与专利数量无显著性关系。该研究假设部分验证，分析其原因主要是对于市级三甲医院，专利数量相对其他科研成果来说，产量少，效用不直接，发明出来的专利到实际推广应用还有很长的路要走，因此科研产出中的专利成果对医院的服务产出各要素影响不显著也是在情理之中。基于以上分析可知，三甲医院一方面争取更大的科研投入，另一方面在现有的科研基础上要不断提高科研队伍实力，提升科研水平，增加科研产出，将对医院的服务产出和服务效率有显著的改进，提升科研产出与成果转化。

再其次，分析了科研投入要素对医院服务投入要素的影响。主要假设H4：医院服务投入与科研投入要素负相关，分析结果显示：职工人数和开放病床数不受科研投入要素的显著影响；医院支出和政府投入要素受科研经费、科研人员和科研设备显著性影响，且成负相关关系。该研究假设得到部分验证，结合实际分析其原因主要是我国出于医疗卫生快速发展阶段，居民的医疗卫生需求不断增加，医疗卫生条件仍处于不能满足需求的状态，医疗机构的规模不断扩大，其中包括职工人数和开放病床数，在这种情况下，虽然科研投入能够提高医疗机构生产力，但在整体规模投入逐步增加的影响下，科研投入对服务效率的提升效果很难显现出来，因此，实证分析结果会显示职工人数和开放病床数不受科研投入要素的显著性影响。基于这一结论，医疗卫生机构要集中科研团队的优势力量，或者寻求自身科研资源与其他科研团队进行合作，把握科学前沿，尽可能多的申请科研项目，这样一来，不仅使自身的科研团队有充足的资金保障，同时也是对科研水平快速提升的有效途径，这样以科研投入来驱动医院服务效率的提升。

最后，分析了科研产出要素对医院服务投入要素的影响。主要假设为H5：医院服务投入与科研投入要素呈显著负相关，实证分析结果显示：科研产出要素对职工人数和开放病床数的影响不显著，医院支出和政府投入受科研立项、人才培养、成果发表量呈显著性影响，并呈负相关关系，与专利数量之间的关不显著。该假设得到部分验证，基于实际情况出现这一结果的主要原因类似于科研投入要素对服务投入要素影响的情况。医院的投入人员与规模不断扩大，这种人员与规模的扩大主要受到群众日益扩大的需要与卫生行政部门管理者政策与管理因素的影响，因此，科研产出对其还不能产生显著影响。此外，发明专利作为研究成果的另一种表现形式，是医疗技术进步的一种表现，通常来说，医疗器材、技术手段的升级改进都是从医疗发明专利而来，发明专利是先进技术的表征，也将改进医疗条件，提升服务效率，但由于发明专利一般是先进技术的雏形，距离成熟的应用还有很多相关的关键技术，以及发展成熟还有很长一段距离要走，因此，发明专利到实际应用之间存在的这种滞后性导致了发明专利没有对服务投入各要素起到显著的负相关关系。

7.3.3 市级三甲医院科研效率对服务效率的影响研究结论

本章节首先对科研效率和服务效率的 DEA 评价指标进行了相关性分析，结果显示科研效与服务效率呈正相关性，并且科研效率的总体效率指标分别和服务效率的相关性也较强，反应了科研效率对服务效率的影响程度和路径。

然后采用多元线性回归分析方法实证分析了医院科研投入产出对服务投入产出的应影响。主要实证结果与解析如上一节所示，从结果中可以分析得出，科研投入和产出要素对服务产出要素呈正显著性相关或无显著性相关，也就是说，科研投入和产出要素的增加，将部分显著影响服务产出的增加；另外，科研投入和产出要素对服务投入要素呈现负显著性相关或无显著性相关，即科研投入和产出要素的增加，将部分显著影响服务投入的减少。因此，从科研投入和产出要素对服务投入产出的显著性影响来看，科研投入和产出的增加将在一定程度上提升服务产出，降低服务投入，服务效率得到提高。这一结论与本书研究的初衷是一致的，因此，在我国医疗卫生机构发展的过程中，在注重通过医院管理、医疗条件改善等方面来提高服务效率的同时，更要注重对科研效率的提升，科研的投入和产出不断增加，不仅仅是对医院的整体实力有提升作用，在一定程度上将促进医疗机构的服务效率提升。

第8章

案例分析

前文部分通过实证分析，研究了我国市级三级甲等医院（以下简称三甲医院）科研效率与服务效率状况，以及科研效率对服务效率的影响作用。本章选取某市级三甲医院作为案例，主要是因为该医院在最近几年通过采取一系列科研激励措施，来促进科研效率的提高。根据本书得出的结论，通过案例分析验证该医院在科研效率的提高同时服务效率是否有所提高。

本章首先对案例医院的服务投入产出和科研投入产出进行了描述，分析了该医院采取的一系列科研激励措施；其次探讨该医院科研效率与服务效率的动态发展趋势；最后根据案例特点对我国市级三甲医院的管理提出相应的管理建议。

8.1　案例简介与数据来源

某市级三甲医院建于 1946 年，1994 年被评为某市第一家"三级甲等"医院。1996 年，经国务院侨办批准，成为大学附属医院。伴随着经济的发展，该医院已发展成为一个功能齐全、设备先进、人才结构合理、技术力量雄厚，集医疗、教学、科研、保健为一体的某市最大的现代化综合性医院。医院占地面积 13.82 万平方米，建筑面积 21.3 万平方米，编制病床2100 张。2012 年出院病人超过 6 万人次，门诊量超过 300 万人次。全院职工 3400 人。医院设有 43 个临床科室、12 个医技科室。先后获得 2013 年度中国地级医院 100 强医院排行榜第 3 名；2010 年度"全国改革医院创新奖";2010 年全省满意度调查中成为某市唯一进入前八名的医院;2005 年在最能代表 25 年深圳形象的名片评比中,该医院被市民评为医疗机构唯一的最高奖"功勋奖"等荣誉。

研究数据来源于 2005—2013 年某市级三甲医院卫生统计年鉴表。

8.2 案例医院服务与科研现状

8.2.1 服务投入与产出分析

从 2005 年开始,该院驶上了发展的快车道,各项事业快速进步,医疗服务产出的社会效益和经济效益不断取得双丰收,新学科(科室)的收入对医院的贡献飞速提高,详见表 8.1。与 2006 年相比,医院很多产出指标已经有了脱胎换骨的变化,详见表 8.2。2012 年 10 月,由市政府投资建设的该医院外科住院大楼投入使用,外科住院大楼建筑面积 10 万平方米,设外科病床 1000 张,投入使用后将使人民医院住院总床位数增加至 2100 张。2013 年由市政府全额投资的深圳市人民医院内科住院大楼(1200 张病床,10.4 万平方米)已通过市政府立项,并被列为广东省重点民生工程,于2013 年底完成相关手续交市建筑工务署开工建设。医院服务具体各项投入指标详见表 8.1。

表 8.1　2005—2013 年某市级三甲医院服务投入状况

年份	职工人数（人）	开放病床数（张）	医院支出（亿元）	政府投入（亿元）
2005	1595	1050	4.78	0.04
2006	1603	1300	6.17	0.07
2007	1756	1450	8.16	0.06
2008	1803	1600	9.28	0.08
2009	1817	1730	10.73	0.13
2010	1853	1750	10.97	0.13
2011	1927	1820	11.56	0.14
2012	2043	2100	11.61	0.17
2013	2160	2300	12.20	0.18

表 8.2　2005—2013 年某市级三甲医院服务产出状况

单位：万人次，亿元

年份	门诊服务量	急诊服务量	住院服务量	医院收入
2005	180.7	4.3	3.7	4.5
2006	195.4	4.6	4	6.1
2007	225.7	5.3	4.2	7.9
2008	252.1	5.9	4.9	9.1
2009	258.9	6.1	5.4	10.5
2010	270.6	6.4	5.7	11.2
2011	282.4	6.6	5.9	11.7
2012	298.0	7.0	6.4	12.3
2013	312.6	7.4	6.6	13.5

表 8.3　2005—2013 年某市级三甲医院部分社会与经济效益状况

单位：个，%

年份	社会效益		经济效益
	医院获荣誉奖项数	医院在媒体获好评数	新科室收入占总医院总收入百分比
2005	17	33	0
2006	12	24	0
2007	20	56	1.5
2008	25	83	3.3
2009	48	92	7.0
2010	22	73	6.7
2011	31	89	7.1
2012	17	73	7.4
2013	26	91	8.1

8.2.2　科研投入与产出分析

　　某市市级三甲医院在科研投入方面，作为大学附属医学院，设立了内科、外科、妇产科、儿科等 16 个教研室，拥有 200 多位临床教师。目前有硕士生导师 89 名，博士生导师 17 名。硕士研究生招生专业 28 个，已招收硕士生 552 名（毕业 405 名），博士生 35 名（毕业 26 名）。2010年、2011 年暨南大学连续两年招收临床医学专业（深圳班）共 80 名本科生。截至 2013 年，该院共有省级重点学科 8 个，市级重点学科 12 个，硕士、博士科研人员共 256 人。获奖总人数达 36 人次，拥有各类专家50 人。这些都较 2005 年有大幅增长。科研投入具体各项指标详见表 8.4。

表 8.4　2005—2013 年某市级三甲医院科研投入状况

年份	科研经费（万元）	科研人员（人）	科研设备（台）
2005	136	72	90
2006	228	92	96
2007	581	153	117
2008	471	220	132
2009	600	306	178
2010	680	326	187
2011	646	375	232
2012	1102	428	278
2013	1272	443	272

在对应的科研产出方面，到 2013 年，该院共承担国家、省、市课题82 项，共获科研经费 1272 余万元，2005 年承担国家、省、市课题共 29项，获得科研经费共计 136 万元。由此可见，2013 年课题总项目是 2005年的 2.8 倍，科研总经费是 2005 年的近 10 倍。2013 年发表各类论文 390篇是 2005 年的 2 倍多。2013 年该院申请的实用型专利数为 23 项，而 2005年在此项领域中的专利项目数为零（见表 8.5）。

表 8.5　2005—2013 年某市级三甲医院科研产出状况

年份	科研立项（项）	科研成果（篇）	人才培养（人）	专利申请（项）
2005	29	171	15	7
2006	37	216	20	1
2007	85	266	20	0

年份	科研立项（项）	科研成果（篇）	人才培养（人）	专利申请（项）
2008	66	309	21	3
2009	73	335	27	6
2010	81	397	32	1
2011	64	379	33	3
2012	76	370	42	10
2013	82	399	45	26

医院不断加强重点专科建设，现有呼吸内科、肾内科、消化内科、感染内科、内分泌科、胸外科、口腔科、麻醉科、妇科、产科、新生儿科、急诊科、医学影像科（含 CT、放射、超声、介入、核医学）、病理科、检验科、临床护理 16 个广东省临床重点学科；23 个深圳市医学重点学科及优势医学重点学科（群），包括优势医学重点学科（群）7 个（神经内科、妇科、口腔中心、急诊科、泌尿外科、新生儿科、骨科（手外科），重点学科 14 个（呼吸内科、消化内科、心血管内科、肝胆外科、胸外科、产科、麻醉科、肾内科、介入科、肿瘤内科及肿瘤放疗科、耳鼻咽喉科、病理科、超声科、临床护理），重点实验室 2 个（干细胞与细胞治疗实验室、分子医学诊断实验室）。2005—2013 年该院不断有新学科建立，新技术不断涌现（见表 8.6）。

表 8.6　2005—2013 年新学科建设及新技术发明情况　单位：个，项

年份	新学科			新技术		
	临床	医技	药品	临床	医技	药品
2005	1	1	0	3	2	0
2006	0	0	0	0	0	0
2007	2	1	0	3	5	0
2008	2	1	3	5	4	5
2009	3	3	2	5	5	4
2010	1	0	0	2	0	0

续表

年份	新学科			新技术		
	临床	医技	药品	临床	医技	药品
2011	0	0	0	3	0	0
2012	1	3	1	3	1	1
2013	2	5	1	7	8	3

8.3 案例医院在科研创新管理中的主要做法

从 2005 年开始，某市级三甲医院领导审时度势在深入分析探讨该院科研发展缺陷的前提下，依据国家的政策法规，结合医院的实际情况，实施了强化科研意识、加强科研管理的科技兴院战略。对医院的科研管理进行了革新，由此，医院科研工作取得了明显成效，综合竞争能力明显增强，有力地促进了医院服务的发展，取得了良好的社会效益和经济效益。该院采用的科技兴院战略措施如下：

8.3.1 变革科研体制

科研处参照国家、省和市的相关政策和规定，在努力领会其精神实质的基础上，结合该院具体情况制定了《加强科研管理有关规定》《加强科技管理及奖励的有关规定》《加强课题申请管理之规定》《加强论文发表和成果转化之规定》《加强学科建设和人才战略之规定》等制度，对课题申报、组织实施、论文发表、成果申报和实验室建设等方面进行了全面规范，使管理制度化、程序化，有章可循，有法可依，克服了管理上的盲目性、被动性，为管理的科学化奠定了基础。

对现有的专业技术职务任职资格评审条例进行了改革，使专业技术职务的任职资格评审更为客观公正，并真正体现科技人员的能力和水平。尝试破除专业技术职务聘任终身制，逐步推进事业单位人事职称制度的改革。

8.3.2 构建科研平台

因为该院改变了以往院内各科室科研各自为政的科研模式，所以必然要有相应的平台来实现这种模式。该院建立了基础研究平台、诊断技术研究平台和治疗技术研究平台 3 个平台。这样一来，不同科室的科研人员就会因为不同时期的项目所属的平台不同而要进入不同的系统，这也保证了前面提到的科研模式的实现。

9 年来，大力加强信息化建设，共投入近 100 万元用于图书馆资料建设，不断丰富医院图书馆信息资源，每年增加预算以扩充书刊藏量和各类医学信息电子资源，开发建立"医院医学信息网站"，很好地满足了科技文献查新和信息获取的需求。这些都为医院科技创新性研究的开展提供了良好的条件保障。

8.3.3 培养科研人才

医院竞争说到底是人才竞争，引进人才、培养人才、挖掘人才、利用人才是科研管理的重中之重。该院对人才管理的思路是发挥老专家的帮带作用，多种形式培养技术骨干，积极引进外部人才，同时对有突出贡献的科研人员给予奖励，对多年无贡献的人员进行淘汰，以形成积极向上的氛围。

近年来，该院多次召开院科研人才研讨会，探讨人才断层、短缺形成的原因及解决办法，并为引进高层次人才提供比较优越的条件，如对留学回国的 5 位博士，均分配住房一套，给予 50 万元科研启动资金，不仅在科研条件上多方协助支持，而且积极创造机会，争取各级政府基金的支持。目前，这些人承担了国家或省级政府重点基金的资助课题，研究工作取得多项创新突破，分别成为相应学科的带头人。

在引进人才的同时，充分发挥在职职工的作用，积极支持和鼓励职工参加专科科研与教学，鼓励在职员工参加继续教育学习提高学历层次。自2007 年以来，该院自己培养硕士生 123 名，目前在读 32 名；博士 51 名，

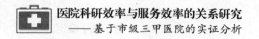
在读 15 名。

8.3.4 完善激励体系

该院科研效率评估体系根据医院科研工作的特点和以往工作的积累，主要采用了以下几个产出指标：论文、成果专利、课题项目、人才培养，并赋予不同的指标以不同的权重，这些指标和权重还会根据国家、省、市的科技发展布局的不同，结合该院的实际进行变化，以引导科研人员向相应的方向考虑科研课题。

该院建立了一套行之有效的激励政策来调动广大医务人员的科研积极性。把科技创新工作纳入《医院综合目标责任制实施方案》，为科室、个人明确任务、目标，并与经济利益挂钩。将每个人的科研立项、科研成果、论文等科技指标与年终奖励、晋职晋级、立功受奖等相挂钩，以实绩论优劣。

在建立和完善医院科技激励计划体系过程当中，该院形成了以下思路：激励对象以临床医疗技术工作者为重点，同时兼顾护理、行政和后勤人员，该院提倡护理科研，大力号召管理创新；在激励因素上，该院按照上述的评价体系进行评估后，突出获准课题、资助经费、获奖成果、高水平论文和新医疗、新技术项目，同时兼顾了学术交流、著作教材编写等方面；该院不仅提出科技工作数量要求，而且更突出强调等级、质量水平。在激励手段上，以精神激励为关键，以竞争激励为基础，以物质激励为保障，多种激励手段并用，各种激励手段相互补充、相辅相成。在激励时机上，以期前激励为主，期前、期中、期末激励结合起来使用，努力把握好激励时机，以取得较好的激励效果。

8.3.5 转化科研成果

科研成果是科研人员辛勤劳动的结晶，促进科研成果的转化，对提高医疗水平和保持成果的延续性具有重要意义。没有健全的科技成果转化制度和激励措施，科技人员的研究成果将被无偿使用，或者有价转让后价值不能兑现，不但成果价值得不到承认和保护，而且滞止了科技人员的热情。该院规定将转化成果可净收的10%奖励给研究者。切实可行的激励措施，不但调动了科技人员的创新思维，激发了科研人员的科研热情，同时也促进了医院科研实力的提高。

8.4 某市级三甲医院历年服务效率与科研效率分析

8.4.1 某市级三甲医院科研效率动态变化趋势分析

从第7章的分析研究中得出，市级三甲医院的科研效率显著影响服务效率，通对某市级三甲医院的实际案例分析进一步验证前面章节的研究结论。从某市级三甲医院的科研投入产出状况分析，科研投入与产出都在不断的增加。为了能够定量的分析某市级三甲医院科研效率变化状态，在此章节中仍采用全要素生产力（Malmquist）指数对2005—2013年该医院的科研活动效率进行动态测评，得到历年医院科研活动的 Malmquist 指数及其分解指数。分析结果如表8.7和图8.1所示。

表 8.7　某市级三甲医院历年科研效率的 Malmquist 指数及分解指数

年份	技术效率变化	技术进步变化	纯技术效率变化	规模效率变化	Malmquist 指数
2005	1.0795	0.9091	1.0151	1.0402	0.9600
2006	0.9300	0.9895	0.9807	1.0074	0.9776
2007	1.0987	0.9795	1.0876	1.0204	1.0870
2008	1.1494	0.9009	1.1142	1.0582	1.0622
2009	1.0856	0.9109	1.0619	1.1394	1.1021
2010	1.0996	0.9506	1.0518	1.0913	1.0912
2011	1.1475	0.8993	1.0593	1.1589	1.1040
2012	1.0874	0.9790	1.0791	1.0537	1.1132
2013	1.0917	0.9835	1.0886	1.0543	1.1287
平均	1.0855	0.9447	1.0598	1.0693	1.0695

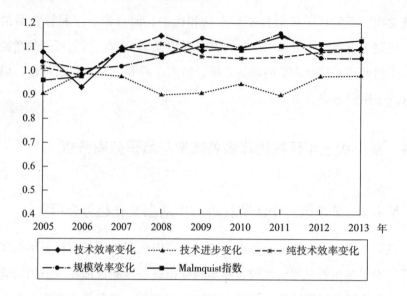

图 8.1　某市级三甲医院历年科研效率 Malmquist 指数变化趋势

　　从某市级三甲医院的科研效率 Malmquist 指数分析结果可得出，该医院的科研效率呈现不断增长的趋势，只有 2005 年和 2006 年的 Malmquist 指数小于 1，主要原因在于当时的科研投入累计较少，随着逐年的科研投入，科研条件和设备的不断完善，从 2007 年起，该医院的科研效率在逐年增加。过去 9 年的 Malmquist 指数均值为 1.0695，科研效率总体上处于增长态势。

8.4.2　某市级三甲医院服务效率动态变化趋势分析

　　从某市级三甲医院服务投入产出现状分析，2005—2009 年服务投入增长率较快，2009—2013 年服务投入增长率逐步减缓。为了对某市级三甲医院历年的服务效率状况进行评估，依然采用 Malmquist 指数法对 2005—2013 年该医院的服务效率进行动态测评（见表 8.8）。

表 8.8　某市级三甲医院历年服务效率的 Malmquist 指数及分解指数

年份	技术效率变化	技术进步变化	纯技术效率变化	规模效率变化	Malmquist 指数
2005	1.0848	0.8085	1.0672	1.0645	0.9185
2006	1.0332	0.8067	1.0152	1.1277	0.9236
2007	1.0877	0.8651	1.0386	1.0538	0.9469

续表

年份	技术效率变化	技术进步变化	纯技术效率变化	规模效率变化	Malmquist 指数
2008	1.0918	0.9109	1.0451	1.0577	1.0069
2009	1.0922	0.9069	1.0537	1.0548	1.0080
2010	1.0922	0.8728	1.0816	1.0798	1.0193
2011	1.1188	0.8437	1.0699	1.1307	1.0207
2012	1.1764	0.8726	1.1534	1.0669	1.0737
2013	1.0856	0.9109	1.0619	1.1394	1.1021
均值	1.0959	0.8665	1.0652	1.0862	1.0022

对某市级三甲医院的服务效率 Malmquist 指数分析结果如表 8.8 所示，各指标趋势如图 8.2 所示。2005—2008 年的 Malmquist 指数均小于 1。通过分析得出，虽然服务投入和产出都在不断增加，但服务效率并没有显著的增长。自 2008 年开始，某市级三甲医院的服务效率 Malmquist 指数大于 1，服务效率呈现不断增长的趋势。但从 2005—2013 年某市级三甲医院的服务效率 Malmquist 指数的均值来看，总体均值稍微大于 1。因此，该医院对服务效率的提升还有很大的空间。对于主要影响服务效率 Malmquist 指数小于 1 的指标仍然是服务技术进步变化。

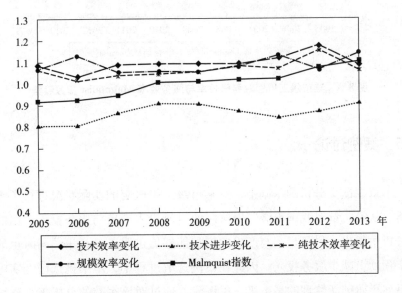

图 8.2　某市级三甲医院历年服务效率 Malmquist 指数变化趋势

　　根据对案例医院服务效率和科研效率 Malmquist 指数分析结果可以得出，科研效率的增长同时服务效率也随之增长，如图 8.3 所示。该医院在管理科研效率时，采取的一系列激励政策，对科研效率具有显著性的提升，同时服务效率也呈现出增长趋势。本书的研究结论认为促进科研效率增加的同时，服务效率也随之增加。因此，案例医院的科研激励政策促进科研效率提高，同时服务效率也得到提升，这也是本书研究结论的一个佐证。

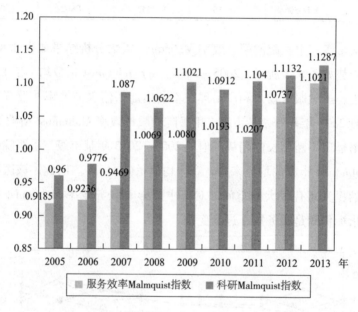

图 8.3　某市级三甲医院科研效率与服务效率 Malmquist 指数趋势

8.5　案例讨论

　　本章在前文分析的基础上，对某市级三甲医院的实际状况进行了案例分析。从第 7 章对我国市级三甲医院的科研投入产出与服务投入产出的实证分析中得出，科研投入与产出的增加能够促进服务的产出，同时也能在一定程度上减少服务投入。因此在案例选取过程中，本书挑选已经实施了一系列科研创新管理的某市级三甲医院，通过对该医院的分析来观察科研效率状况和服务效率状况。该医院从 2005 年其就实施了一系列科研激励措施，从 2007 年医院科研效率呈现了显著的增长趋势，随后科研效率逐年增长趋势越来越大，到 2013 年科研效率增长率达到 12.87%。但案例医院的服务效率增长相对滞后一年，从 2008 年开始服务效率呈现了逐步增长趋势，但增长率仅有 0.69%，到 2013 年服务效率增长率达到 10.21%。从总体上分析，2005—2013 年的平均增长率仅有 0.22%，虽然整体呈现增长趋势，但该案例医院的服务效率提升还有很大的空间，在充分增加服务投入资源的利用同时，可以进一步采取科研激励措施来促进该医院的科研效率不断提高，以及服务效率的提升。

本章通过选取某市级三甲医院作为案例分析得出，该医院的促进科研效率提高的措施在提高科研效率的同时，也将促进医院的服务效率，这一点对于我国市级三甲医院的发展具有重要的启示。

随着医学科技的不断发展与深入，市级三甲医院医疗服务技术不断面临新的挑战，常规的医疗检测手段与诊疗方式发展已经饱和甚至过多，重复项目、简单的医学科研项目占多数，而高精尖的科技很少。因此，市级三甲医院医疗技术支撑需要不断加强，由于科研人员也是一线医务人员，在不断进行创新技术研究的同时，能够更好的解决服务技术"瓶颈"问题，促使服务水平的提高。与此同时，市级三甲医院在管理中，要不断完善科研考核制度，增加科研经费投入，对科研产出成果进行一定的奖励，通过激励政策促进科研效率的提高。大力支持科研团队之间的合作与互助，提高科研成果的创新性。更重要的一点，是要不断完善医学成果与卫生技术的推广体系、推广模式和运行机制，提高市级三甲医院医学成果转化率与适宜技术的推广应用能力，与人民群众日益增长的卫生和健康需求相适应，促进优势医学资源实现共享和使用。

第9章

研究结论与启示

综合以上八章内容，本书完成了从提出问题到文献综述、实证研究与验证分析的研究过程。在研究中，对科研效率与服务效率进行了综合评价，同时对科研效率与服务效率的相关性进行了深入的研究，并进一步对科研效率对服务效率的影响因素进行了系统的分析，在此基础上提出了科研效率提高服务效率的策略。本章节在对前面内容进行研究总结的基础上，阐述研究的理论与实践价值，提出政策性建议的同时明确本书的不足之处，并对未来研究领域与方向进行展望。

9.1 研究结论

本书遵循提出问题、分析问题和解决问题的思路，在文献梳理与现状分析的基础上，采用实证研究，借助数据包络模型、相关性分析以及多元线性回归等研究方法得出该研究的主要结论。

结论一 构建了医院科研效率与服务效率评价指标体系

在对比国内外相关文献基础上，结合市级三甲医院实际情况，同时根据专家建议，筛选确定了科研投入指标：科研经费、科研人员数和院科研设备；科研产出指标：科研立项数、人才培养数、科研成果发表数和专利数；服务投入指标：职工人数、开放病床数、医院支出和政府投入；服务产出指标：门诊服务量、急诊服务量、住院服务量和医院总收入。

结论二　运用 DEA 法与 Malmquist 指数法评价分析服务效率与科研效率

基于 DEA 法评价市级三甲医院服务效率与科研效率静态变化趋势，结果显示：东部地区有 16 家医院服务总体有效与科研总体有效，中部地区有 10 家医院服务与科研均总体有效，西部地区同样有 10 家医院服务与科研均总体有效。

基于 Malmqusit 指数法评价市级三甲医院科研效率与服务效率动态变化趋势，结果显示：从整体平均值结果来看，2005—2013 年近 10 年来，虽然市级三甲医院的科研效率与服务效率都在不断增加，但增长速度相对来说比较缓慢，在医院未来发展中，需要通过对医院的整体服务技术水平的提高，来促使服务效率的提高。

结论三　实证分析科研效率与服务效率的关系

在对医院科研效率与服务效率评价的基础上，研究科研效率与服务效率的相关性，结果显示：

（1）科研总体效率对服务总体效率呈正相关性，研究假设 H1a 得到验证。

（2）科研技术效率对服务技术效率呈正相关性，研究假设 H1b 得到验证。

（3）科研规模效率对服务规模效率呈正相关性，研究假设 H1c 得到验证。

综合上述结果显示：研究假设 H1 得到验证。

在对医院科研效率与服务效率相关性分析的基础上，研究科研效率对医院服务效率的影响因素，结果显示：

（1）科研经费投入对医院门诊服务量具有正相关关系，研究假设 H2a ②得到验证；科研人员、科研设备对门诊服务量不具有显著影响，研究假设 H2a①、H2a③没有得到验证。研究假设 H2a 得到部分验证。

（2）科研经费投入对医院急诊服务量呈正相关关系，研究假设 H2b②

得到验证；科研人员、科研设备对急诊服务量不具有显著影响，研究假设 H2b①、H2b③没有得到验证。研究假设 H2b 得到部分验证。

（3）科研经费投入对医院住院服务量具有正相关关系，研究假设 H2c②得到验证；科研人员、科研设备对住院服务量不具有显著影响，研究假设 H2c①、H2c③没有得到验证。研究假设 H2c 得到部分验证。

（4）科研经费投入对医院收入不具有显著影响，研究假设 H2d②没有得到验证；科研人员、科研设备对医院收入具有正相关关系，研究假设 H2d①、H2d③得到验证。研究假设 H2d 得到部分验证。

综合上述结果显示：研究假设 H2 得到部分验证。

（1）科研立项、人才培养以及成果发表量对医院门诊服务量产生正相关关系，研究假设 H3a①、H3a②、H3a③得到验证；而专利数量对门诊服务量不具有显著影响，研究假设 H3a④没有得到验证。研究假设 H3a 得到部分验证。

（2）科研立项、人才培养以及成果发表量对医院急诊服务量产生正相关关系，研究假设 H3b①、H3b②、H3b③得到验证；而专利数量对急诊服务量不具有显著影响，研究假设 H3b④没有得到验证。研究假设 H3b 得到部分验证。

（3）科研立项、人才培养以及成果发表量对医院住院服务量产生正相关关系，研究假设 H3c①、H3c②、H3c③得到验证；而专利数量对住院服务量不具有显著影响，研究假设 H3c④没有得到验证。研究假设 H3c 得到部分验证。

（4）科研立项、人才培养以及成果发表量对医院门收入产生正相关关系，研究假设 H3d①、H3d②、H3d③得到验证；而专利数量对住院服务量不具有显著影响，研究假设 H3d④没有得到验证。研究假设 H3d 得到部分验证。

综合上述结果显示：研究假设 H3 得到部分验证。

（1）科研经费、科研人员以及科研设备对医院职工人数不产生显著影响，研究假设 H4a①、H4a②、H4a③没有得到验证。研究假设 H4a 没有得到验证。

（2）科研经费、科研人员以及科研设备对开放病床数不产生显著影响，研究假设 H4b①、H4b②、H4b③没有得到验证。研究假设 H4b 没有得到验证。

（3）科研经费、科研人员以及科研设备对医院支出有负相关关系，研究假设 H4c①、H4c②、H4c③得到验证。研究假设 H4c 得到验证。

（4）科研经费、科研人员以及科研设备对政府支出具有负相关关系，研究假设 H4d①、H4d②、H4d③得到验证。研究假设 H4d 得到验证。

综合上述结果显示：研究假设 H4 得到部分验证。

（1）科研立项、人才培养、成果发表、专利数对医院职工人数不产生显著影响，研究假设 H5a①、H5a②、H5a③、H5a④没有得到验证。研究假设 H5a 没有得到验证。

（2）科研立项、人才培养、成果发表、专利数对开放病床数不产生显著影响，研究假设 H5b①、H5b②、H5b③、H5b④没有得到验证。研究假设 H5b 没有得到验证。

（3）科研产出中科研立项、人才培养、成果发表对医院支出有负相关关系，研究假设 H5c①、H5c②、H5c③得到验证；专利数对医院支出不产生显著影响，研究假设 H5c④没有得到验证。研究假设 H5c 得到部分验证。

（4）科研产出中科研立项、人才培养、成果发表对政府投入具有负相关关系，研究假设 H5d①、H5d②、H5d③得到验证；专利数对政府投入不产生显著影响，研究假设 H5d④没有得到验证。研究假设 H5d 得到部分验证。

综合上述结果显示：研究假设 H5 得到部分验证。

结论四　验证科研效率与服务效率的关系

案例分析中，某市级三甲医院在管理科研效率时采取的一系列激励政策，对科研效率具有显著性的促进作用，同时服务效率也呈现出增长趋势。本书的研究结论认为促进科研效率增加的同时，服务效率也会随之增加。因此，案例医院的科研激励政策促进科研效率提高，同时服务效率也

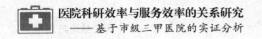
得到提升，从而验证了本书研究结论。

9.2 研究创新

本书的主要创新在于：

（1）首次运用 DEA 模型与 Malmqusit 指数评价法对国内市级三甲医院 2005—2013 间服务与科研数据进行分析评价，对国内医疗服务与科研效率评价的发展进行了较为全面的总结。

（2）本书对市级三甲医院服务效率与科研效率进行了实证研究，建立了较为全面的医院服务与科研评价实证研究体系，弥补了以前相关领域研究中理论多而实证少的缺陷。

（3）本书以国内市级三甲医院为研究对象，首次建立了科研效率对服务效率的影响因素实证分析体系，为今后从科研角度更深入研究对服务效率的影响机制奠定基础，是对医院科研效率与服务效率研究体系的一次创新拓展。

（4）初步尝试建立系统化的市级三甲医院科研效率与服务效率关系理论分析框架，为处于医疗卫生体制改革时期的中国如何选择适当的改革路径与步骤，提高医院服务效率，加快科研发展，提供了相应的政策性建议。

9.3 管理启示

本书通过对我国市级三甲医院服务与科研基本情况进行描述性分析，并运用 DEA 法与 Malmqusit 指数法综合评价 100 家市级三甲医院服务与科研效率，同时采用多元线性回归研究了科研投入产出各要素对服务投入产出各要素的影响，以及对某市级三甲医院为例的案例研究中得到了很多管理启示。其中较为重要的启示有以下几个方面：

（1）促进医学科研有效运行机制的形成

建立可持续发展的市级三甲医院科研发展机制，并在其驱动下形成强大的内部动力，是国内市级三甲医院发展对策的首要问题。根据科研梯次递进发展的规律，决定了必须建立健全医院科研可持续发展机制，制定中期、长期发展规划和近期努力方向。创新是科研工作的本质，在科研管理实践中，创新人才政策，不断创新使用人才的形式和创新科研管理办法，规范医研科研业务管理流程，拓展创新人才管理的新思路，使其向信息化、高效化方向发展，用管理手段推进医院科技运行，实现科研合理资源投入和最大产出，使市级三甲医院科研水平与医疗服务水跨上新的台阶。主要从以下几方面着手建立科研发展机制：

第一，以机制建设为纲，以人才培养为本。

科研工作是一项创造性的工作，在科研管理实践中，要规范科研管理，促进管理创新，实现科研的最大产出。要完善课题管理机制，加强项目全过程管理；要完善科技协作机制，鼓励联合科技攻关，实现资源共享和资源优化配置；要建立科学的科研绩效评估机制，突出自主创新能力建设，使科研工作始终在高水平、高质量和高效益的轨道上发展。

在科研管理工作中，不仅要重视管理人员的政策指导和服务保障功能，更要注重科研管理创新，营造"公正、公平、公开"的人才成长氛围，培育有利于创新人才发展的和谐环境，使科技人员的创造力和积极性得到充分发挥。

科研改革先从定科研管理制度开始，制度制定后，从行政管理人员、科研人员以及后勤保障人员都按照制度行事，形成良好的科研运作机制，这样无论管理人员、科研人员和后勤人员怎么变化，都能保证科研有序的开展，这又反过来促进了些人员对这一套机制的支持和拥护，从而形成良性循环局面，科研水平和科研管理同时上新台阶。

科研管理突出以人为本的理念，改变过去为了科研项目而搞科研，人人为了科研项目疲于奔命，反而科研水平上不去的局面。在医院上下树立起一种观念：科研首先是让科研人员的各种水平和素质得到提升，是有利于他们今后的成长和发展，其连带效应才是医院的发展，这样大大提高了科研人员搞科研的自觉性，从而使科研人才不断涌现，医院的科研水平也不断得到提高。

第二，形成科研管理自上而下和自下而上的良性互动。

在科研的管理上，要重视一线科研人员对管理的合理建议，对具有共性的意见和建议，可以提上规章制度的层面上来；但人总是有惰性的，这就需要管理人员给予适当的压力，推动一线科研人员向前进步。只有管理人员与科研一线人员的良性互动确实发展起来了，才能推动整个科研工作的快速发展，从而为医院的发展提供充足的动力。

以往市级三甲医院科研主要采用全国普遍模式：行政管理人员负责管理，科研人员按照管理人员的要求完成任务即可。这种模式很容易导致科研各个环节的脱节，科研人员不知道到底应该怎么办才好的情况出现，认识到毕竟科研是个很专业化的事物，没有一线科研人员对管理过程的合理化建议，不可能做到整个科研流程的顺利进行。提高科研一线人员在科研管理中的发言权后，能减少因为科研具体事务需要院一级领导协调才能解决的情况，多数类似情况在科研处就能得到妥善处理。

第三，战略性科研与战术性科研，科研和临床的统筹兼顾。

医院科研制度建设必须要重视持续发展的问题，不能做到持续发展医院建设就没有后劲。学科发展不可能齐头并进，只有区分发展层次，做到有所为、有所不为，才能突出重点，把重点学科的建设放在突出位置。必须着力于学科基础建设，准确定位学科的发展方向和发展重点，持之以恒地朝着一个目标，学科建设才有后劲，才能做到可持续发展。

同时要注意在科研经费与临床经费、科研仪器与诊疗仪器、科研人员数目与临床人员数目等方面做到通盘考虑，不能为了科研，而忽视临床的发展，这样就是本末倒置；也不能为了临床，而完全不搞科研，否则就会使临床水平原地踏步，最终受损的还是临床服务工作。

市级三甲医院能通过对这两对矛盾的协调，以最少的科研经费，取得最大的科研成绩，在保持医院财务的稳健的同时，使科研工作能得到源源不断的资金支持，有力地促进了科研的发展，科研工作也以本身的进步来提高了医院的诊疗水平，为医院的健康发展打下了坚实的基础。

（2）建立高水平、核心市级三甲医院科研究机构和重点专科（实验室）、重点科研项目和人才队伍建设高水平的研究需要有高水平的研究基地，才能产出高水平成果。案例分析中深圳市人民医院根据医学科技发展趋势，适应东部地区市医学科技发展的特点和重点，重点组建了以细胞生物学和医学分子生物学为核心的技术平台，从而带动了整个医院科研技术水平的发展。

专科（实验室）是医院科研的一线，是出成果、出人才的摇篮，也是提高整体医疗卫生服务水平的关键。专科建设的布局要着重抓好专业分布与地理分布。形成布局合理、技术水平较高、各具优势（特色）的重点专科点群，从而扩大覆盖面，缩短服务半径，使群众能就近得到较先进的优质医疗卫生保健服务。专科内涵建设主要是抓好基本条件设施建设，学术水平建设，人才队伍建设和规范化管理，并制定一套符合实际、行之有效的建设标准，加强全省基础医学研究水平和科研支撑条件。抓好重点科研项目的申报与研究工作，把握科研龙头。基础研究赶超世界，瞄准科研前沿，尽量减少低水平的重复，以国内外的科研前沿为目标，集中力量攻关；应用研究满足需求，以解决常见病、多发病的防治为重点，努力攻克当前医疗卫生工作中亟待解决的难点；开发研究面向市场，研制出高效实用的适宜技术和药械，服务基层，造福于民。

抓人才建设，造就一支优秀科技队伍。人才建设主要抓学术建设与学风建设，通过学术带头人的选拔培养。不断培养和引进硕士、博士研究生，充实市级三甲医院等医疗卫生单位，基本做到市级医疗卫生单位各科有博士，并配备有经过系统训练的 30 岁左右的青年技术骨干。建设一支以学术带头人为领头雁，以博士、硕士为主力军，以青年技术骨干为后备力量的基础理论扎实、学术造诣深，学风正派的技术队伍。

（3）市级三甲医院科研活动的统筹协调与规划

随着国内医学科技的发展，一种自发的低层次的科技协作，已有良好基础。我们的重点是把这种协作引深为高层次，形成跨系统、跨行业的市级三甲医院医学联合攻关机制。其发展对策及建议要点：建立市一级的管理部门，建立高效能、高层次的医学科技情报信息网络，开展深层次的情报研究，在其中建立协作的基础和确定协作方向，协作的核心是选定目标和协作计划，协调的重点是机构功能的合理配置及最大发挥，协调的关键是科技经费合理分配及成果合理享受。

这方面东部地区市级三甲医院很好的借鉴了美国的医学科研管理经验。美国医学科研管理从经费管理到总体规划均由美国 NIH 统筹策划，集中人力、物力和财力攻克人群防病治病中亟待解决的问题。在分工方面，以美国医学科研 NIH 为统帅总部，以各地大学为医学科研的主力军。深圳市自 2005 年以来的 4 年间，由市科工贸信委和市卫生人口计生委等科研管理部门，组织全市性的协作攻关，把高等医学院和基层医疗卫生单位有机组织起来，利用高等医学院校科研基础实力，又充分发挥基层医疗卫生单位的临床或现场优势，把医学科研力量逐个学科组织好，培育我市医学科研学科优势，整体推进我市医学科技水平。

（4）对市级三甲医院医学科研活动进行大力投入

没有投入，只想产出，那是天方夜谭，要保证医学科技水平的提高，必须进行大力投入，支持对临床工作有意义的科研立项，而且要提高综合科研能力，获得高层次的科研立项：首先，加强科技人员的梯队建设，尤其是要加强学科带头人和科研领军人物选拔，建立激励制度使其成为"传帮带"的学科带头人，形成稳固的科研团队；其次，充分发挥中青年科研人员的工作积极性，鼓励中心课题项目负责人在学科带头人的带领下，尝试团队协作，获得高层次的科研项目；最后，创造条件，吸引优秀科研人才，营造全面创新的学术氛围，拓宽科研思路，使科研项目在创新性再上一个台阶。

以东部地区深圳市为例，该市每年划拨 1000 多万元的医学科技专项经费，并要求各市级医疗卫生事业单位划拨经费支持科研工作，从根本上保证科研工作的顺利进行，而且明确了解医学科技经费的开支范围，并建立了检查监督制度，以保证各市级三甲医院单位的医学科技专项经费能够按主管部门的要求落实，并真正用到医院科研工作中去，以更好地促进医学科技进步。

（5）在市级三甲医院建立和完善多层面的激励与平等竞争机制

激励与竞争是促进科技创新潜能的重要手段，激励与竞争机制是激发市场主体积极性、创造性和活力发挥的重要机制。为充分调动和激发每个人的竞争欲望和积极性，必须在促进人才创新的机制上采取一些新的管理措施。东部地某市通过筹集资金设立了医学科技创新奖，各级医疗卫生单位也设立本单位的科技奖励，用以奖励取得良好社会效益和经济效益的医学科技项目，奖励做出特殊贡献的医学科技专家和先进医学科技工作者，形成一个鼓励进步的良好氛围。通过制度建设，实现科研项目主持人负责制，从政策上保障项目负责人在科研项目的组织实施、经费使用等有充分的自主权，获得高档次的科研成果给予重奖，最高奖金可达 50 万元，并在技术职务晋升和个人住房等方面优惠的配套措施，从精神和物质上充分体现科研工作者的劳动价值。

以东部地区某市市级三甲医院为例：该市深化卫生技术职称制度的改革，废除技术职称的终身制，对未能在学术领域有所作为的高级技术职称人员实行淘汰制，真正做到能者上，庸者汰，建立和完善医院科研人才平等竞争的激励机制，促进医学科技人才的成长。

（6）促进市级三甲医院医学科研成果的应用及推广

医学科技成果的转化，新技术、新成果引进推广，既是提高科技实力从而在新的更高的起点上开展科学研究的前提，也是进行科学研究的目的。国内市级三甲医院应逐步建立有效的技术发展运行机制；建立松散的或实体性的技术发展协调机构，指导技术的发展；引入奖励机制，采取优惠政策，推进技术发展，将科研成果及早尽快转为生产力。

9.4　研究局限与展望

虽然本书通过筛选确定了市级三甲医院科研效率与服务效率各项要素，对科研与服务效率进行了评价，深入研究了科研效率与服务效率的相关性，并对科研效率对服务效率的影响进行系统分析，得出了有意义的结果，但由于研究条件，以及时间所限，存在很多不足之处。

第一，在研究样本方面，由于研究条件的限制，文章数据收集的难度较大，文章只选定了国内 100 家市级三甲医院研究科研对服务的影响，在后续研究中应该扩大样本医院的研究范围与数量，并结合其他方法对比分析，进一步对科研在医院服务中的促进作用进行深入研究。

第二，在研究方法方面，为了方便计算，没有对科研与服务投入与产出指标的权重进行决策者偏好设置，可能导致研究结果有所偏差。

第三，在研究内容方面，尽管该研究通过数据包络分析与回归分析找到了科研效率对服务效率的影响因素，但是由于人力、财力、时间等的限制只针对部分国内市级三甲医院进行了研究，因此，在影响因素的分析中可能存在局限。另外，本书没有结合科研以外的因素进行分析，这些因素也可能对医院服务效率产生影响。

上述研究不足之处为未来研究提供了更大空间，在此基础上对未来研究展望如下：

第一，研究样本方面，尽量扩大样本收集的数量，增加中西部省市地区的样本医院数量，让全国东中西部样本论文量基本持平，同时可选择省级或部署级三甲教学医院作为样本医院进行对比分析。

第二，研究方法方面，可以结合专家调查法对投入产出指标权重进行限制。在实证分析中可以考虑运用结构方程等方法研究科研对服务各要素的相互关系进行深入探讨。

第三，研究内容方面，可以将科研效率与其他对医院服务效率产生影响的因素相结合，充实完善医院服务效率影响因素研究的同时，为行政管理者提供更可靠、更全面的政策依据。

参考文献

［1］周文贞．有关医院绩效评价的几个问题［J］．中国卫生经济，2003，7（22）：23．

［2］钟国伟，王模堂，种仁昌．论"优质低价"是医院绩效评价的目标模式［J］．中国卫生经济，2003，22（7）：24－26．

［3］张丽君，王景明，膝东长，等．医院绩效评价指标体系的设计与研究［J］．中华现代医院管理，2005，3（1）：1．

［4］霍尔．经济学理论与应用（第2版）（英文版）［M］．大连：东北财经大学出版社，1998：98－112．

［5］任茜．医院绩效评价的理论与实践［J］．中国医院管理，2005：25（3）：15－19．

［6］刘海林，姚数印．医学科研管理学（第1版）（中文版）［M］．北京：人民卫生出版社，1991：302－311．

［7］蒋宁，刘民．医学科研评价指标体系研究综述［J］．中华医学科研管理杂志，2005，18（5）：317－319．

［8］刘卫东，徐剑铖，黄春基．医学科研工作的计量评价研究［J］．中华医学科研管理杂志，2005，18（6）：332－333．

［9］高东营，王晨，署志涛，许邵发．澳大利亚公共卫生管理体系给我们的启示［J］．疾病控制，2005：9（3）：286－287．

［10］孙瑞华，齐松仁，左焕宗．医师科研绩效评估体系研究［J］．中华医学科研管理杂志，2000（13）：9－13．

［11］杨一凤，范兰英，范晨芳．军队医学科研项目评价指标体系的

建立 [J]. 解放军医院管理杂志, 2002 (9): 14-16.

[12] 李俊勇, 刘民, 周丽. 医学科研项目全程评价指标体系的建立 [J]. 中华医学科研管理杂志, 2005 (18): 33-36.

[13] 黄建英, 郭亚平. 医学科研效率评估体系研究 [J]. 医学数学模型探讨, 2005, 18 (4): 315.

[14] 李国红, 胡善联, 陆大经, 等. 医院绩效评价的研究 [J]. 中国医院管理, 2002, 6 (8): 24-27.

[15] 孟虹. 国外医院医疗工作效果和服务效率的评价 [J]. 中国医院管理, 1999, 19 (9): 21-22.

[16] 孙纽云. 国内外医院效率评价的关键领域和指标研究 [J]. 中国医院, 2012, 16 (4): 9-13.

[17] 庄宁, 孟庆跃. 利用 DEA 法评价我国 34 家医院的技术效率 [J]. 中国卫生经济, 2000, 19 (9): 49-51.

[18] 胡军, 姜潮. 多元岭回归方法在医院服务效率分析中的应用 [J]. 中国卫生统计, 2000, 17 (6): 334-336.

[19] 李伟. 医院服务效率测量方法应用评价 [J]. 中国卫生资源, 2001, 3 (4): 124-125.

[20] 龚幼龙. 影响医院工作效率的因素研究 [J]. 中国卫生资源, 2002, 3 (5): 122-124.

[21] 李玲. 我国公立医院技术效率分析: 数据包络分析的应用 [J]. 2008, 13 (1): 51-56.

[22] 周良荣, 肖策群, 彭才华. 设计医院绩效评价指标体系的基本思路 [J]. 中国医院管理, 2002, 22 (11): 3-6.

[23] 孙红梅, 武云飞, 刘亚芹. 医院运行绩效的评价指标 [J]. 中国医院管理, 2002, 22 (5): 26-27.

[24] 周良荣, 肖策群, 彭才华等. 医院绩效评价指标体系设计思路探讨 [J]. 医学与哲学, 2003, 24 (2): 26-28.

[25] 倪桂芳, 王贤吉, 张新平. 用系统论原理构建医院药事管理机构绩效评价指标体系初探 [J]. 药物流行病学, 2005, 14 (2): 108-110.

［26］张华宇，席彪．医院绩效评价指标体系研究［J］．中国医院管理，2004，24（2）：21 – 24.

［27］庞兆森．医院绩效评价指标体系初探［J］．卫生经济研究，2002，31（5）：24 – 25.

［28］王缙金，袁长海．数据包络分析在评价医院科研效率中的应用探讨［J］．中国卫生资源，2002，2（4）：22 – 32.

［29］黄敏，刘文斌．利用 DEA 对科研规模效率的分析［J］．科研管理，2006，5（4）：77 – 86.

［30］何惠宇，陈校云，董立友，姜平．建立医院绩效评价系统的理论与实践［J］．中华医院管理，2003，19（6）：331 – 333.

［31］刘莉，班肖仲．医疗机构绩效评价考核指标体系的研究［J］．中国卫生经济，2004，23（2）：5 – 7.

［32］卞正鹏．医院绩效评价方法论［J］．国际医药卫生导报，2003，7（9）：40 – 42.

［33］李士雪，曲江斌，王兴洲，等．卫生系统反应性——概念与测量［J］．中国卫生经济，2001，20（2）：44 – 46.

［34］李国红，胡善联．上海市病人反应性的分析［J］．中华医院管理杂志，2002，18（5）：326 – 328.

［35］刘兴柱，徐凌中．奖金支付方式对县级医院服务效率的影响研究简介［J］．中华医院管理杂志，2001，3（16）：144 – 146.

［36］魏权岭．运筹学通论［M］．北京：中国人民大学出版社：1985，253 – 296.

［37］赵晓阳．基于 DEA 和 Malmquist 指数法的科研投入产出效率评价研究［J］．电子科技大学学报，2013，3（15）：94 – 100.

［38］刘兴柱，徐凌中，绩效支付体系的发展及其争论［J］．中华医院管理杂志，2000，3（16）：137 – 139.

［39］文庭孝．科学评价的理论与方法［D］．武汉，武汉大学出版社，2006：334 – 367.

［40］陈芳．绩效管理［M］．北京：海天出版社，2002：345 – 367.

[41] 贺天伟，张景林，等．科研绩效定量评价指标体系的初步设计 [J]．科技管理研究，2001，6 (6)：58 – 61.

[42] 董国新．高校科研绩效考评体系分析 [J]．科研管理，2004，25 (2)：30 – 32.

[43] 王长菊．运用医院工作效率综合评价指数评价医院服务效率 [J]．中国卫生统计，2002，19 (5)：260.

[44] 邓素洁，谢汉雄．运用综合评价指数法评价医院工作效率 [J]．医药产业资讯，2005，2 (10)：95.

[45] 苏瑞，等．运用医院工作效率综合评价指数评价医院工作效率 [J]．中国卫生统计，2008，25 (3)：313.

[46] 江黎，等．模糊法评价医院病房服务效率中的应用 [J]．中国医院统计，1998，5 (3)：158.

[47] 苄伟明，等．医院工作效率的分析评价 [J]．中国医院统计，2000，7 (1)：31 – 32.

[48] 张鹭鹭，等．医院医疗服务技术效率研究 [J]．中国医院管理杂志，2000，16 (5)：267 – 269.

[49] 姚红笠．上海市 45 家医院服务技术效评价 [J]．中国医院管理，2003，23 (5)：9 – 11.

[50] 邓兆息．应用 TOPSIS 法评价医院服务效率 [J]．中国医院统计，1995，2 (4)：210 – 212.

[51] 范焰．TOPSIS 法与秩和比法模糊联合对卫生事业管理质量的综合评价 [J]．中国医院统计，2000，7 (4)：214 – 216.

[52] 卓凤娟，干汝芬．TOPSIS 法和秩和比法模糊联合对某医院医疗质量的综合评价 [J]．中国卫生统计，2008，25 (3)：294 – 295.

[53] 钟贵陵，王晓明．应用静态床位利用模型评价某军区 2002 年度部分驻军医院床位利用效率 [J]．东南国防医药，2005，7 (1)：60 – 62.

[54] 宋桦荣，等．医院效率评价方法的研究 [J]．中国医院统计，2007，14 (2)：137 – 138.

[55] 石磊．医院病床服务效率综合评价 [J]．中国卫生统计，2006，

23（3）：232－234.

［56］孙金杰，等. 用3种综合评价方法对同等规模医院工作效率比较及SAS实现［J］. 中国医院统计，2007，14（4）：382－384.

［57］钟贵陵，干晓明. 床位利用指数法、H标分析最优指数法和秩和比法在医院床位利用效率评价中的应用［J］. 中国医院统计，2004，11（2）：114－116.

［58］吴清平，张丹. 秩和比法和几种常用评价方法在医疗质量评价中应用的比较［J］. 中国医院统计，2003，10（1）：3－5.

［59］李双杰，范超. 随机前沿分析与数据包络分析方法的评析与比较［J］. 统计与决策，2009，（7）：25－28.

［60］孟庆跃，葛人炜，卞鹰，等. 医院医疗服务同定成本与变动成本分析［J］. 中国卫生事业管理，1998，7（2）：69－72.

［61］张靖，钟若冰，廖菁，张菊英，等. 四川省县级及县级以上公立医院成本效率分析与评价［J］. 实用医院临床杂志，2010，5（3）：125－127.

［62］侯文，韩慧，任苒. 应用随机前沿成本模型对我国大型综合医院成本效率的研究［J］，数学的实践与认识，2010，5（10）：32－38.

［63］唐娴，廖菁，钟若冰，等. 基于DEA－Tobit两步法分析四川省公立医院技术效率及其影响因素［J］，实用医院临床杂志，2010，11（6）：101－104.

［64］高炎，丁珠林. 效率化：改善公立医院运营的最佳选择［J］. 中国卫生，2007（9）：66－69.

［65］王国和. 浅议新形势下医院经济运行机制的改革与完善［J］. 中国卫生事业管理，2001，17（7）：408.

［66］高万良. 医院核心竞争力理论探索与案例分析［M］. 广州：世界图书出版公司，2005：215－219。

［67］吉琳，杨卫国. 建立低成本运行机制，创办高信誉和谐医院［J］. 现代医院，2007，7（2）：82.

［68］林皓，金祥荣. 政府投入与我国医院效率的变化［J］. 经济学

家, 2007 (2): 77 - 83.

[69] 庞瑞芝. 我国城市医院经营效率实证研究 [J]. 南开经济研究, 2006 (4): 71 - 81.

[70] 崔洋海, 何钦成. 数据包络分析方法在大型综合医院相对效率评价中的应用 [J]. 中国卫生统计, 2008, 25 (1): 18 - 21.

[71] 姚红, 胡善联, 曹建文. 上海市 45 家医院供给的技术效率评价 [J]. 中国医院管理, 2003, 262 (5): 9 - 11。

[72] 刘君, 何梦乔. 大型综合医院的技术效率及影响因素分析 [J]. 科技管埋研, 2010, 3 (6): 69 - 71.

[73] 李江峰. 医院战略性绩效评价指标体系研究 [J]. 中国医院管理, 2012, 32 (3): 25 - 27.

[74] 赵苗苗. 黑龙江省县级医院绩效评价指标体系构建研究 [J]. 中国医院管理, 2012, 32 (4): 20 - 22.

[75] 古银华, 王会齐, 张亚茜. 关键绩效指标研究方法文献综述及有关问题的探讨 [J]. 内江科技, 2008, 29 (2): 26 - 27.

[76] 汪孔亮. 公立医院治理结构变革对战略绩效管理的影响研究 [J]. 中国医院管理, 2010, 30 (12): 4 - 5.

[77] 庄霞, 尹爱田, 任绪功, 等. 构建综合医院绩效评价关键指标体系的研究 [J]. 中华医院管理杂志, 2006, 22 (4): 341 - 342.

[78] 邱宏, 陈静, 等. 某医院 2001—2010 年医疗质量的综合评价, 中国卫生统计, 2012, 29 (6): 887 - 888.

[79] 李平. 新医改政策下医院绩效考核的设计及运行实证研究 [J]. 中外咨询, 2013, 10 (231): 320 - 322.

[80] 钟若冰, 张靖, 钟晓妮, 等. 数据包括分析在医院效率评价中的应用 [J]. 中国卫生事业管理, 2010 (6): 372 - 374.

[81] 姚红, 胡善联, 曹建文. 上海市 45 家医院供给的技术效率评价 [J]. 中国管理, 2003, 23 (5): 9 - 11.

[82] 王伟成, 曾武, 邝媛媛. 随机前沿成本模型中医院技术效率评价中的应用 [J]. 中华医院管理杂志, 2005, 21 (5): 333 - 336.

［83］庞瑞芝．我国城市医院经营效率实证研究——基于 DEA 模型的两阶段分析［J］．南开经济研究，2006，3（4）：71-81．

［84］易丹辉．数据分析与应用［M］．北京：中国统计出版社，2002：116-234．

［85］杨珉，李晓松．医学和公共卫生研究常用多水平统计模型［M］．北京：北京大学医学出版社，2007：123-234．

［86］张靖，钟若冰，廖箐，等．四川省县级以上公立医院成本效率分析与评价［M］．使用医院临床杂志，2010，7（3）：125-127．

［87］宋萍，张际．以缩短平均住院日为切入点提高医院资源利用效率［J］．中国医院管理，2009，29（5）：10-11．

［88］胡燕平，胡艳荣，刘晓涛，等．有效短平均住院日与提高医院效益的关系［J］．中国医院管理2009，29（5）：8-9．

［89］丁凤珠，张仲，攀力华，等．患者满意度与医院管理对策研究［J］．中国医院管理，2008，28（5）：26-28．

［90］蔡志明，刘颜，王光明，等．医院绩效评估指标体系权重的研究［J］．中国卫生经济，2004，23（8）：34-35．

［91］杜乐勋．医药经济核算与我国医药总费用初步分析［J］．中国医院管理，1998，18，（5）：5-8．

［92］齐德广，秦银河，李书章，等．临床路径在医疗质量管理中的应用［J］．中国医院管理，2002，22（10）：11-12．

［93］Hongan A. J. The Impact of the medicare prospective payment system on hospital effiency［M］. Paper present to the American Economic meeting, Chicago, 1987.

［94］Quitas P. , Lafrere P. , Jones G. . Knowledgeman-agement: AStrate-gicagenda［J］. LongRange-Planning, 1997, 3（3）：385.

［95］Wiig K. . Integratingintellectualcapitalandknowl-edgeman-agement［J］. LongRangePlanning. 1997, 30（3）：399.

［96］Gregfairbrother, MaureenGleeson, EquiIPac-creditation: feedback-fromaSydneyteachinghospital［J］. Australian health review, 2000, 23

(1): 154.

[97] Coelli T. J. , Prasada Rao D. S. , O'Donnell C. J. , et al. . Data Envelopment Analysis [J]. An Introduction to Efficiency and Productivity Analysis, 2005: 161 - 181.

[98] J. P. . Themeasurementandanteeedentsofaffeetive, eontinuanee, and normativeeornnlltmenttotheorganization [J]. JoumalofOeeuPationaPsyehology, 1990 (63): 1 - 18.

[99] Murray C. J. L. &Frenk J. . A WHO frarneworkforhealthsystemPerform aneeassessment [J]. GPEDiseussionPaPerNo. 6. Geneva, WHO, 1999.

[100] DeSilvaA. . AframeworkformeasuringresPonsiveness. Geneva [J], WbridHealthOrganisation, GPEDiseussionPaPerNo. 32. Geneva, WHO, 2000.

[101] Saad, IndividualismandIslamieworkbeliefs [J]. JournalofCrossCulturalPsyehology, 1998, 29 (2): 377 - 383.

[102] Banker R. D. , Charnes A. , Cooper W. W. . Some models for estimating technical and scale inefficiencies in data envelopment analysis [J]. Management science, 1984, 30 (9): 1078 - 1092.

[103] Charnes A. , Cooper W. W. , Rhodes E. . Evaluating program and managerial efficiency: an application of data envelopment analysis to program follow through [J]. Management science, 1981, 27 (6): 668 - 697.

[104] Haddad, Fournie, Qua? ity. Eostandutilizationof health service sindevelo Pingeountries: AlongitudinalstudyinZaire [J]. SoeialSeieneeand Medieine, 1995, 40 (6): 743 - 753.

[105] CoehraneEffeetivePractieeandOrganizationofCareReviewGrouP (EP-OC) [M]. CoehraneLibrary, Version4. Oxford: UPdateSoftware, 1999.

[106] Pector, Paul. DeveloPmentoftheWbrkLocusofControlSeale [J]. JournalofOeeuPationalPsyehology61 (4): 335 - 340.

[107] Codman . A study in hospital efficiency [M]. Classics of Medicine Library, 1916.

[108] Sherman H. D. . Hospital efficiency measurement and evaluation:

empirical test of a new technique [J]. Medical Care, 1984, 22 (10): 922 – 938.

[109] Lynch J. R. , Ozcan . Hospital closure: an efficiency analysis [J]. Hospital & Health Services Administration, 1993, 39 (2): 205 – 220.

[110] Zuckerman S. , Hadley J. , Iezzoni L. . Measuring hospital efficiency with frontier cost functions [J]. Journal of health economics, 1994, 13 (3): 255 – 280.

[111] Alexander J. A. , Bloom J. R. , Nuchols B. A. . Nursing Turnover and Hospital Efficiency: An Organization-Level Analysis [J]. Industrial Relations: A Journal of Economy and Society, 1994, 33 (4): 505 – 520.

[112] Codman E. A. . A study in hospital efficiency: as demonstrated by the case report of the first five years of a private hospital [M]. Oakbrook Terrace: Joint Commission on Accreditation of Healthcare Organizations, 1996.

[113] Maniadakis N. , Hollingsworth B. , Thanassoulis E. . The impact of the internal market on hospital efficiency, productivity and service quality [J]. Health Care Management Science, 1999, 2 (2): 75 – 85.

[114] Hofmarcher M. M. , Paterson I. , Riedel M. . Measuring hospital efficiency in Austria-a DEA approach [J]. Health Care Management Science, 2002, 5 (1): 7 – 14.

[115] O'Neill L. , Rauner M. , Heidenberger K. , et al. . A cross-national comparison and taxonomy of DEA-based hospital efficiency studies [J]. Socio-Economic Planning Sciences, 2008, 42 (3): 158 – 189.

[116] Magnussen J. . Efficiency measurement and the operationalization of hospitalproduction [J]. Health Services Research, 1996, 31 (1): 21.

[117] Chang H. . Determinants of hospital efficiency: the case of central government-owned hospitals in Taiwan [J]. Omega, 1998, 26 (2): 307 – 317.

[118] Chirikos T. N. , Sear A. M. . Measuring hospital efficiency: a comparison of two approaches [J]. Health Services Research, 2000, 34 (6): 1389.

［119］Biørn E. , Hagen T. P. , Iversen T. , et al. . The effect of activity-based financing on hospital efficiency: a panel data analysis of DEA efficiency scores 1992 – 2000 ［J］. Health Care Management Science, 2003, 6 (4): 271 – 283.

［120］Jacobs R. . Alternative methods to examine hospital efficiency: data envelopment analysis and stochastic frontier analysis ［J］. Health Care Management Science, 2001, 4 (2): 103 – 115.

［121］Koop G. , Osiewalski J. , Steel M. F. J. . Bayesian efficiency analysis through individual effects: Hospital cost frontiers ［J］. Journal of Econometrics, 1997, 76 (1): 77 – 105.

［122］Kao C. , Liu S. T. . Fuzzy efficiency measures in data envelopment analysis ［J］. Fuzzy sets and systems, 2000, 113 (3): 427 – 437.

［123］Wei Q. . Data envelopmentanalysis ［J］. Chinese Science Bulletin, 2001, 46 (16): 1321 – 1332.

［124］Adler N. , Friedman L. , Sinuany-Stern Z. . Review of ranking methods in the data envelopment analysis context ［J］. European Journal of Operational Research, 2002, 140 (2): 249 – 265.

［125］Tone K. . A slacks-based measure of efficiency in data envelopmentanalysis ［J］. European journal of operational research, 2001, 130 (3): 498 – 509.

［126］Ray S. C. . Data envelopmentanalysis ［M］. Cambridge, Cambridge University Press, 2004.

［127］Wöber K. W. . Data envelopmentanalysis ［J］. Journal of Travel & Tourism Marketing, 2007, 21 (4): 91 – 108.

［128］Cooper W. W. , Seiford L. M. , Tone K. . Data envelopment anasysis a Comprehensive Text with Models, Applications, References and DEA-Solver Software Second Edition ［J］. Springer, ISBN, 2007, 38 (3): 490.

［129］Bach P. B. . A map to bad policy—hospital efficiency measures in the DartmouthAtlas ［J］. New England Journal of Medicine, 2010, 362 (7):

569 – 574.

[130] Barnum D. T. , Walton S. M. , Shields K. L. , et al. . Measuring hospital efficiency with data envelopment analysis: Nonsubstitutable vs. Substitutable inputs and outputs [J]. Journal of medical systems, 2011, 35 (6): 1393 – 1401.

[131] Sexton T. R. , Silkman R. H. , Hogan A. J. . Data envelopment analysis: Critique and extensions [J]. New Directions for Program Evaluation, 1986, 1986 (32): 73 – 105.

[132] Kao C. , Liu S. T. . Fuzzy efficiency measures in data envelopment analysis [J]. Fuzzy sets and systems, 2000, 113 (3): 427 – 437.

[133] Adler N. , Friedman L. , Sinuany-Stern Z. . Review of ranking methods in the data envelopment analysis context [J]. European Journal of Operational Research, 2002, 140 (2): 249 – 265.

[134] Pham T. L. . Efficiency and productivity of hospitals inVietnam [J]. Journal of health organization and management, 2011, 25 (2): 195 – 213.

[135] Bessent A. M. , Bessent E. W. . Determining the comparative efficiency of schools through data envelopment analysis [J]. Educational Administration Quarterly, 1980, 16 (2): 57 – 75.

[136] Charnes A. , Clark C. T. , Cooper W. W. , et al. . A developmental study of data envelopment analysis in measuring the efficiency of maintenance units in the US air forces [J]. Annals of Operations Research, 1984, 2 (1): 95 – 112.

[137] Golany B. , Roll Y. . An application procedure for DEA [J]. Omega, 1989, 17 (3): 237 – 250.

[138] Roll Y. , Cook W. D. , Golany B. . Controlling factor weights in data envelopment analysis [J]. IIE transactions, 1991, 23 (1): 2 – 9.

[139] Seiford L. M. , Zhu J. . Infeasibility of super-efficiency data envelopment analysis models [J]. Infor, 1999, 37 (2): 174 – 187.

[140] CHARNES A. , Cooper W. W. , Wei Q. L. , et al. . Cone ratio da-

ta envelopment analysis and multi-objective programming [J]. International Journal of Systems Science, 1989, 20 (7): 1099 – 1118.

[141] Banker R. D. , Charnes A. , Cooper W. W. , et al.. An introduction to data envelopment analysis with some of its models and their uses [J]. Research in governmental and nonprofit accounting, 1989 (5): 125 – 163.

[142] Gillen D. , Lall A.. Developing measures of airport productivity and performance: an application of data envelopment analysis [J]. Transportation Research Part E: Logistics and Transportation Review, 1997, 33 (4): 261 – 273.

[143] Seiford L. M. , Zhu J.. Stability regions for maintaining efficiency in data envelopment analysis [J]. European Journal of Operational Research, 1998, 108 (1): 127 – 139.

[144] El-Mahgary S. Data EnvelopmentAnalysis [J]. OR insight, 1995, 8 (4): 15 – 22.

[145] Wilson P. W.. Detecting influential observations in data envelopmentanalysis [J]. Journal of Productivity Analysis, 1995, 6 (1): 27 – 45.

[146] Avkiran N. K.. Investigating technical and scale efficiencies of Australian universities through data envelopmentanalysis [J]. Socio-Economic Planning Sciences, 2001, 35 (1): 57 – 80.

[147] Korhonen P. J. , Luptacik M.. Eco-efficiency analysis of power plants: an extension of data envelopment analysis [J]. European Journal of Operational Research, 2004, 154 (2): 437 – 446.

[148] Ray S. C.. Data envelopment analysis: theory and techniques for economics and operations research [M]. Cambridge University Press, 2004.

[149] Wang Y. M. , Greatbanks R. , Yang J. B.. Interval efficiency assessment using data envelopment analysis [J]. Fuzzy sets and Systems, 2005, 153 (3): 347 – 370.

[150] Land K. C. , Lovell C. A. , Thore S.. Chance-constrained data envelopment analysis [J]. Managerial and Decision Economics, 1993, 14 (6):

541 – 554.

[151] Sherman H. D. , Ladino G. . Managing bank productivity using data envelopment analysis (DEA) [J]. Interfaces, 1995, 25 (2): 60 – 73.

[152] Halme M. , Joro T. , Korhonen P. , et al. . A value efficiency approach to incorporating preference information in data envelopment analysis [J]. Management Science, 1999, 45 (1): 103 – 115.

[153] Despotis D. K. , Smirlis Y. G. . Data envelopment analysis with imprecise data [J]. European Journal of Operational Research, 2002, 140 (1): 24 – 36.

[154] Li X. B. , Reeves G. R. . A multiple criteria approach to data envelopment analysis [J]. European Journal of Operational Research, 1999, 115 (3): 507 – 517.

[155] An introduction to data envelopment analysis: a tool for performance measurement [M]. Sage, 2003.

[156] Cooper W. W. , Seiford L. M. , Tone K. . Introduction to data envelopment analysis and its uses [M]. New York: Springer, 2006.

[157] Pastor J. T. . Translation invariance in data envelopment analysis: a generalization [J]. Annals of Operations Research, 1996, 66 (2): 91 – 102.

[158] Charnes A. , Cooper W. W. , Thrall R. M. . A structure for classifying and characterizing efficiency and inefficiency in data envelopment analysis [J]. Journal of Productivity Analysis, 1991, 2 (3): 197 – 237.

[159] Athanassopoulos A. D. , Shale E. . Assessing the comparative efficiency of Higher Education Institutions in the UK by the means of Data Envelopment Analysis [J]. Education Economics, 1997, 5 (2): 117 – 134.

[160] Cooper W. W. , Seiford L. M. , Zhu J. . Data envelopment analysis: history, models, and interpretations [M] //Handbook on data envelopment analysis. Springer US, 2011: 1 – 39.

[161] Chua C. L. , Palangkaraya A. , Yong J. . Hospital competition, technical efficiency and quality [J]. Economic Record, 2011, 87 (277):

252 – 268.

[162] Liu J. , Ding F. Y. , Lall V. . Using data envelopment analysis to compare suppliers for supplier selection and performance improvement [J]. Supply Chain Management: An International Journal, 2000, 5 (3): 143 – 150.

[163] Zhu J. . Robustness of the efficient DMUs in data envelopmentanalysis [J]. European Journal of operational research, 1996, 90 (3): 451 – 460.

[164] Banker R. D. . Hypothesis tests using data envelopmentanalysis [J]. Journal of productivity analysis, 1996, 7 (2 – 3): 139 – 159.

[165] Pedraja-Chaparro F. , Salinas-Jimenez J. , Smith P. . On the role of weight restrictions in data envelopment analysis [J]. Journal of Productivity Analysis, 1997, 8 (2): 215 – 230.

[166] Lertworasirikul S. , Fang S. C. , A. Joines J. , et al. . Fuzzy data envelopment analysis (DEA): a possibility approach [J]. Fuzzy sets and systems, 2003, 139 (2): 37

[167] Abbott M. , Doucouliagos C. . The efficiency of Australian universities: a data envelopment analysis [J]. Economics of Education review, 2003, 22 (1): 89 – 97, 9 – 394.

[168] Cook W. D. , Seiford L. M. . Data envelopment analysis (DEA) - Thirty years on [J]. European Journal of Operational Research, 2009, 192 (1): 1 – 17.

[169] Mobley L. R. . Effects of selective contracting on hospital efficiency, costs and accessibility [J]. Health economics, 1998, 7 (3): 247 – 261.

[170] Cooper W. W. , Seiford L. M. , Zhu J. . Handbook on data envelopment analysis [M]. Springer, 2011.

[171] Ying W. . Implementing Clinical Pathway to Improve Health Care Quality and Efficiency [J]. Guide of China Medicine, 2012 (10): 315.

[172] Zhivan N. A. , Diana M. L. . US hospital efficiency and adoption of health information technology [J]. Health care management science, 2012, 15

(1): 37 - 47.

[173] Hendrich A. L. , Lee N. . Intra-unit patient transports: time, motion, and cost impact on hospital efficiency [J]. Nursing economic $, 2004, 23 (4): 157 - 164, 147.

[174] Wan T. T. H. , Lin B. Y. J. , Ma A. . Integration mechanisms and hospital efficiency in integrated health care delivery systems [J]. Journal of Medical Systems, 2002, 26 (2): 127 - 143.

[175] Watcharasriroj B. , Tang J. . The effects of size and information technology on hospital efficiency [J]. The Journal of High Technology Management Research, 2004, 15 (1): 1 - 16.

[176] Ferrier G. D. , Trivitt J. S. . Incorporating quality into the measurement of hospital efficiency: a double DEA approach [J]. Journal of Productivity Analysis, 2013, 40 (3): 337 - 355.

[177] Korir J. K. . The data envelopment analysis and stochastic frontier approaches to the measurement of hospital efficiency inKenya [D]. 2013: 122 - 145.

[178] Santelices C. E. , Orme? o C. H. , Delgado S. M. , et al. . Analysis of hospital efficiency determinants in Chile [J]. Revista medica de Chile, 2013, 141 (4): 457 - 463.

[179] Ozcan Y. A. . Sensitivity analysis of hospital efficiency under alternative output/input and peer groups: A review [J]. Knowledge, Technology & Policy, 1992, 5 (4): 1 - 29.

[180] Ali A. I. , Lerme C. S. , Seiford L. M. . Components of efficiency evaluation in data envelopment analysis [J]. European Journal of Operational Research, 1995, 80 (3): 462 - 473.

[181] Debata B. R. , Patnaik B. , Mahapatra S. S. , et al. . Efficiency measurement amongst medical tourism service providers in India [J]. Tourism Responsible, 2013: 24.

[182] Vera A. , Kuntz L. . Process-based organization design and hospital

efficiency [J]. Health Care Management Review, 2007, 32 (1): 55 –65.

[183] Malakhov D. , Pilnik N.. Methods of Estimating of the Efficiency in Stochastic Frontier Models [J]. 2013.

[184] Cheong Y. , Kim K.. An assessment of direct-to-consumer (DTC) pharmaceutical advertising spending [J]. International Journal of Advertising, 2014, 33 (1): 91 –112.

[185] Samsudin S. , Applanaidu S. D. , Jaafar A. S. , et al.. Performance of Public Hospitals in Malaysia and its Determinants: An Analysis Using Data Envelopment and Tobit Model [J].

[186] Litvak E. , Bisognano M.. More patients, less payment: Increasing hospital efficiency in the aftermath of health reform [J]. Health Affairs, 2011, 30 (1): 76 –80.

[187] Heydari M. , Ghasab A. A. , Isfahani H. M. , et al.. Determining the Technical Efficiency of Specialty Ophthalmology Hospital Using SFA and DEA: 2009—2011 [J]. Health, 2014, 6 (9): 803.

[188] Zhang H. , Zhou G. , Zhang Q. , et al.. Research and application of computers in mathematics research [J]. Journal of Chemical & Pharmaceutical Research, 2014, 6 (1): 111 –134.

[189] Maria Conceição A. Silva Portela, Ana Santos Camanho, Diogo Queiroz Almeida, Luiz Lopes, Sofia Nogueira Silva, Ricardo Castro. Benchmarking hospitals through a web based platform [J]. Benchmarking: An International Journal, 2016, Vol. 23 (3) .

[190] Ahmad Ameryoun, Seyedvahid Najafi, Bayram Nejati-Zarnaqi, Seyed Omid Khalilifar, Mahdi Ajam, Ahmad Ansarimoghadam. Factor selection for service quality evaluation: a hospital case study [J]. International Journal of Health Care Quality Assurance, 2017, 30 (1) .

附表1　全国市级三甲医院样本选取范围　　　单位：家，个

省份	城市	三级甲等医院数量	选取样本量
甘肃	兰州市	12	2
广东	东莞市	4	1
	广州市	36	2
	茂名市	4	1
	深圳市	6	2
	珠海市	4	1
广西	桂林市	7	1
	柳州市	6	1
江西	南昌	17	4
河北	保定市	6	1
	邯郸市	4	1
	石家庄市	11	1
河南	开封市	7	2
	洛阳市	5	3
	郑州市	15	3
黑龙江	哈尔滨市	22	2
	佳木斯市	4	1
	齐齐哈尔市	7	2
湖南	长沙	17	2
	岳阳	4	2
	湘潭	4	2

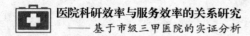
续表

省份	城市	三级甲等医院数量	选取样本量
湖北	武汉	24	3
	宜昌	7	2
	襄樊	5	2
吉林	吉林市	8	1
	长春市	15	3
江苏	常州市	4	2
	南京市	22	1
	无锡市	8	1
	徐州市	5	1
	扬州市	4	1
辽宁	大连市	12	2
	丹东市	4	2
	沈阳市	21	1
内蒙古	包头市	4	3
	呼和浩特市	7	2
青海	西宁市	9	2
山东	济南市	23	2
	青岛市	9	1
	潍坊市	4	1
陕西	宝鸡市	4	3
	西安市	24	3
天津	天津市	28	2
四川	成都	23	5
	绵阳	7	2
	宜宾	6	2
西藏	乌鲁木齐市	14	4
云南	昆明市	10	3
山西	太原市	14	2
宁夏	银川市	5	1
贵州	贵阳市	11	1
浙江	杭州市	38	1
福建	福州市	27	1

附表 2 100 家市级三甲医院服务投入状况

医院	职工人数 （人）	开放病床数 （张）	医院支出情况 （万元）	政府资金投入情况 （万元）
E01	1324	1590	56663.48	6365.71
E02	1514	1766	39099.02	7599.31
E03	2143	1592	48519.90	7031.02
E04	1467	1723	50699.96	7531.42
E05	1459	1068	48016.90	7591.88
E06	1802	1411	46591.46	6892.78
E07	1783	894	44993.83	6675.50
E08	2536	1340	56032.45	7429.12
E09	2015	991	43277.28	5260.66
E10	1921	887	45506.26	8706.33
E11	1620	1121	41174.33	7131.52
E12	1727	1905	43617.29	8581.03
E13	1828	1734	42002.12	5908.79
E14	1773	1880	41175.48	7180.24
E15	2036	1235	46785.95	8439.96
E16	1520	1467	39425.83	7768.44
E17	1986	1058	46691.02	8020.07
E18	1374	1167	40077.43	5625.27
E19	1928	876	45510.33	7662.24
E20	1666	2125	37478.01	7436.39
E21	1485	1119	35687.93	7243.87
E22	1694	931	31809.94	7401.55
E23	1668	1429	55352.27	5859.65
E24	1641	1189	41211.49	8574.50
E25	1634	1105	50597.06	7127.40
E26	1068	713	47185.22	5437.75
E27	1133	836	29789.33	6702.60
E28	1677	1083	41275.62	7364.33

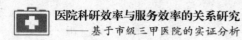
续表

医院	职工人数（人）	开放病床数（张）	医院支出情况（万元）	政府资金投入情况（万元）
E29	897	980	29471.76	7575.50
E30	1784	1744	46385.27	6301.15
E31	2037	1596	47068.33	7131.59
E32	2330	1574	51223.14	7673.48
E33	2468	1963	53088.71	7494.99
E34	1838	1409	43768.55	7269.52
E35	1616	1361	44751.36	6238.51
E36	2434	1827	53032.12	8119.58
E37	1867	1494	44780.12	7960.16
M1	2342	1024	51573.00	7753.85
M2	1937	1546	45751.44	7193.75
M3	1594	918	42743.94	6226.29
M4	1554	1653	39782.28	8124.53
M5	2332	1217	51485.34	6485.36
M6	2434	1631	52136.38	8371.25
M7	1813	840	41725.84	6030.25
M8	3118	1097	62615.74	6500.05
M9	1980	1020	46393.54	7720.81
M10	2135	1354	48372.66	7523.67
M11	2620	890	59240.41	8061.99
M12	1795	735	40508.40	6217.00
M13	2173	1137	49724.55	8156.67
M14	2491	1957	55919.89	6837.12
M15	2478	932	55234.72	6955.29
M16	1581	746	39930.39	5652.67
M17	1867	1655	44746.63	8093.30
M18	1834	795	37358.56	5843.55
M19	1939	1388	46009.89	8254.57
M20	1490	842	38926.45	8716.75
M21	1194	940	35214.15	6927.86

医院	职工人数 （人）	开放病床数 （张）	医院支出情况 （万元）	政府资金投入情况 （万元）
M22	2477	2096	53898.61	7954.99
M23	2749	819	61123.90	7267.07
M24	1826	821	26931.35	8289.72
M25	1803	1180	53624.91	6620.94
M26	2089	1785	47242.32	8558.72
M27	2258	1117	50055.57	8416.18
M28	1352	1281	49991.24	6716.46
M29	1440	970	47052.13	6574.58
M30	1580	1241	45875.83	6319.57
M31	1361	1490	43901.59	7340.71
M32	2351	1260	51964.36	8899.58
M33	1705	1201	42619.06	6568.03
W1	1488	1334	36028.49	6849.77
W2	1838	834	44132.49	6872.99
W3	1705	1047	41432.53	8808.48
W4	1483	1608	35657.85	8527.54
W5	1585	1471	41655.56	7045.76
W6	1843	1044	44474.72	8855.76
W7	2123	2377	47971.57	8550.25
W8	1662	1571	40483.26	7507.11
W9	2602	882	57987.43	7043.48
W10	2215	1173	49741.70	8008.14
W11	2376	1472	52007.13	7121.19
W12	1474	918	39608.93	7501.79
W13	1851	1272	44678.34	7057.74
W14	1721	1033	37314.12	6488.80
W15	1716	1238	41998.36	8302.94
W16	1259	1062	35127.38	8418.47
W17	1588	1823	32608.10	6626.24
W18	1723	971	26654.76	6197.00

续表

医院	职工人数 （人）	开放病床数 （张）	医院支出情况 （万元）	政府资金投入情况 （万元）
W19	1842	2050	44256.02	8062.57
W20	1640	794	52538.94	7112.52
W21	1588	911	48803.27	7035.11
W22	2327	1096	50697.00	8831.24
W23	846	862	47051.67	6361.92
W24	1971	1457	46102.90	7856.88
W25	1769	1634	45294.49	6826.65
W26	2103	1070	47831.70	8180.02
W27	2605	912	58063.12	9454.70
W28	2159	1117	49419.47	7481.04
W29	1811	1076	43789.66	5514.47
W30	1684	1046	3593.21	8744.79

附表3　100家市级三甲医院服务产出状况　　　　单位：万人

医院	门诊服务量	急诊服务量	住院服务量
E1	141.78	4.32	6.13
E2	108.40	4.90	6.76
E3	124.23	4.42	7.54
E4	107.72	5.24	6.59
E5	232.87	4.95	13.43
E6	159.85	3.08	5.01
E7	222.92	5.74	5.78
E8	212.38	3.72	13.18
E9	140.73	4.51	15.90
E10	140.14	2.46	13.52
E11	111.43	3.11	12.03
E12	166.37	5.29	7.29
E13	193.84	4.63	10.00
E14	141.09	4.85	12.23
E15	128.05	3.43	14.18
E16	97.30	4.08	6.35
E17	179.63	2.94	13.51
E18	245.24	7.46	16.31
E19	139.97	2.43	6.10
E20	186.80	4.33	23.29
E21	188.85	3.89	9.72
E22	226.77	6.47	16.26
E23	294.61	3.88	15.12
E24	42.31	3.30	6.96
E25	195.14	3.05	9.72
E26	149.10	3.74	7.11
E27	80.27	2.32	9.38
E28	137.12	3.01	7.05
E29	86.34	2.72	3.37

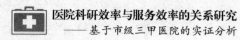
续表

医院	门诊服务量	急诊服务量	住院服务量
E30	120.66	3.87	12.62
E31	197.16	4.43	19.27
E32	206.20	4.37	5.77
E33	170.44	5.45	9.60
E34	119.15	3.91	13.58
E35	177.19	6.77	11.29
E36	208.15	5.08	14.79
E37	132.48	4.15	12.93
M1	231.72	2.84	17.15
M2	168.41	4.29	10.62
M3	106.90	5.06	6.55
M4	85.71	4.59	11.81
M5	170.15	3.38	18.51
M6	140.51	4.53	12.78
M7	129.92	4.86	14.56
M8	268.21	3.05	14.83
M9	88.97	2.83	8.54
M10	97.96	3.76	6.54
M11	256.09	2.47	29.52
M12	195.62	3.64	14.22
M13	150.15	3.16	12.93
M14	194.62	5.43	17.31
M15	174.38	2.59	14.64
M16	46.11	4.06	7.30
M17	119.11	4.60	13.92
M18	87.67	2.85	10.09
M19	97.52	3.85	10.96
M20	148.73	2.34	4.87
M21	152.13	3.03	13.97
M22	231.38	5.82	15.68
M23	181.77	2.27	7.37

医院	门诊服务量	急诊服务量	住院服务量
M24	94.82	3.34	3.39
M25	181.90	6.49	9.00
M26	158.48	4.96	18.67
M27	130.70	3.10	6.10
M28	166.29	2.82	9.39
M29	198.45	2.76	7.47
M30	151.27	5.50	13.24
M31	94.28	5.45	11.88
M32	230.24	3.50	17.70
M33	109.22	3.49	8.36
W1	128.78	3.70	11.64
W2	152.24	2.32	8.72
W3	125.97	2.91	10.35
W4	96.83	4.47	10.39
W5	104.99	5.29	11.58
W6	167.06	2.90	13.05
W7	190.39	6.60	12.63
W8	253.23	4.81	24.59
W9	178.51	2.45	9.64
W10	146.33	3.26	12.12
W11	231.85	4.09	24.44
W12	249.31	3.35	18.52
W13	178.31	3.53	9.76
W14	106.72	4.54	12.12
W15	73.27	3.44	9.25
W16	99.77	2.95	7.91
W17	181.60	5.05	13.66
W18	153.78	2.86	6.11
W19	163.45	5.69	18.47
W20	115.14	5.75	6.79
W21	129.18	5.24	14.79

续表

医院	门诊服务量	急诊服务量	住院服务量
W22	171.72	3.05	8.95
W23	173.21	5.65	18.88
W24	154.10	4.05	14.17
W25	144.43	4.73	13.00
W26	207.56	2.97	14.20
W27	220.54	2.53	11.40
W28	158.31	3.10	6.01
W29	96.77	3.23	8.66
W30	104.84	2.91	4.14

附表 4　100 家市级三甲医院科研投入状况

医院	科研经费（万元）	科研人员（人）	科研设备（台）
E1	934	371	171
E2	1514	370	176
E3	847	390	244
E4	2844	283	285
E5	940	344	329
E6	923	344	220
E7	2143	399	358
E8	2536	390	433
E9	2865	339	290
E10	748	388	143
E11	1921	375	304
E12	1620	447	190
E13	894	285	339
E14	2871	319	204
E15	1727	399	256
E16	763	360	215
E17	2036	359	327
E18	1883	392	276
E19	1520	371	187
E20	1340	296	230
E21	1880	333	294
E22	2923	297	64
E23	870	356	238
E24	1986	414	327
E25	908	323	321
E26	851	368	377
E27	4818	303	246
E28	1928	465	308
E29	1641	416	201

续表

医院	科研经费（万元）	科研人员（人）	科研设备（台）
E30	887	344	299
E31	1133	358	104
E32	1677	411	212
E33	897	347	100
E34	2037	334	339
E35	913	357	136
E36	2330	408	383
E37	2468	429	408
M1	1838	392	261
M2	2434	355	405
M3	1867	406	298
M4	2342	394	389
M5	1937	406	308
M6	1554	408	188
M7	3805	357	310
M8	2332	449	387
M9	2434	392	400
M10	3118	355	476
M11	1980	381	325
M12	824	325	334
M13	2135	319	357
M14	2620	437	461
M15	2173	377	368
M16	752	340	363
M17	2491	379	429
M18	846	307	136
M19	2478	363	421
M20	1867	340	287
M21	926	325	143
M22	1939	335	310
M23	1490	453	173

医院	科研经费（万元）	科研人员（人）	科研设备（台）
M24	909	310	367
M25	832	398	305
M26	2477	363	416
M27	2749	359	464
M28	949	263	317
M29	872	270	226
M30	2089	372	339
M31	860	329	303
M32	2258	413	379
M33	852	356	170
W1	2351	354	393
W2	1488	373	163
W3	1838	415	269
W4	1705	396	234
W5	856	347	302
W6	1483	404	151
W7	1843	388	279
W8	1823	290	227
W9	2123	383	350
W10	2602	410	451
W11	2215	390	372
W12	960	295	294
W13	2376	433	393
W14	873	361	312
W15	1851	401	286
W16	1716	375	250
W17	1259	427	134
W18	878	301	262
W19	1842	371	277
W20	1391	314	86
W21	312	361	320

续表

医院	科研经费（万元）	科研人员（人）	科研设备（台）
W22	2327	411	379
W23	891	358	162
W24	1971	456	318
W25	1748	340	247
W26	2103	411	347
W27	2605	375	455
W28	2159	373	366
W29	872	298	339
W30	959	307	383

附表 5　100 家三级甲等医院科产出状况

医院	科研立项（项）	人才培养（人）	成果发表数（篇）	专利申请数（项）
E1	34	46	92	64
E2	13	34	50	3
E3	24	35	63	27
E4	26	18	99	40
E5	27	16	71	86
E6	25	42	70	87
E7	24	32	72	6
E8	24	6	66	47
E9	27	18	94	68
E10	24	9	105	20
E11	15	21	58	75
E12	16	16	75	32
E13	24	11	79	8
E14	22	15	65	13
E15	13	35	27	35
E16	21	9	49	59
E17	11	26	83	61
E18	22	17	55	11
E19	13	7	59	64
E20	26	20	99	11
E21	21	20	57	59
E22	27	9	65	5
E23	21	23	84	77
E24	16	43	66	20
E25	26	14	88	19
E26	24	14	70	30
E27	27	38	77	40
E28	22	24	45	40
E29	18	28	44	7

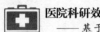
续表

医院	科研立项（项）	人才培养（人）	成果发表数（篇）	专利申请数（项）
E30	25	25	51	19
E31	10	33	29	26
E32	16	25	35	83
E33	9	4	85	1
E34	21	22	30	28
E35	20	54	181	25
E36	22	4	40	21
E37	19	11	30	8
M1	15	11	56	5
M2	19	9	26	7
M3	15	33	111	17
M4	13	15	53	57
M5	15	39	44	83
M6	19	30	135	16
M7	19	35	58	95
M8	25	9	61	13
M9	22	16	97	7
M10	28	35	66	41
M11	19	23	59	52
M12	22	41	167	55
M13	17	25	141	2
M14	20	7	63	27
M15	15	29	34	74
M16	25	41	108	65
M17	21	5	88	13
M18	25	28	162	8
M19	19	7	41	4
M20	17	41	42	43
M21	25	30	59	52
M22	17	26	31	2
M23	17	16	70	14

医院	科研立项（项）	人才培养（人）	成果发表数（篇）	专利申请数（项）
M24	19	50	84	37
M25	22	53	46	55
M26	15	8	33	42
M27	9	32	57	17
M28	25	33	99	65
M29	17	36	101	19
M30	20	47	64	40
M31	21	46	88	5
M32	22	12	31	14
M33	20	33	83	101
W1	25	7	48	2
W2	15	22	27	47
W3	17	23	62	47
W4	13	41	126	50
W5	18	30	43	49
W6	14	13	29	62
W7	13	46	36	76
W8	21	26	74	90
W9	20	30	36	51
W10	22	9	43	59
W11	15	41	153	18
W12	18	51	57	23
W13	21	10	30	42
W14	23	34	91	52
W15	16	37	59	33
W16	19	37	60	6
W17	11	32	114	69
W18	16	30	149	41
W19	9	21	54	6
W20	22	48	71	57
W21	23	47	85	8

续表

医院	科研立项（项）	人才培养（人）	成果发表数（篇）	专利申请数（项）
W22	23	36	43	29
W23	22	44	53	43
W24	13	16	51	13
W25	17	57	81	9
W26	18	44	115	5
W27	22	37	59	61
W28	21	37	161	42
W29	15	29	91	59
W30	18	36	85	97

附表6　DEA 无效市级三甲医院服务投入指标实际值与目标值比值

医院	总体效率	职工人数	开放病床数	医院支出	政府投入
E2	0.8769	1.1435	1.1107	1.2066	1.1938
E3	0.9506	1.2848	1.1141	1.1052	1.1999
E8	0.7214	1.4065	1.1356	1.1052	1.1221
E10	0.8207	1.1713	1.1171	1.1044	1.2241
E11	0.8077	1.1266	1.1381	1.1047	1.2121
E12	0.8239	1.1772	1.1056	1.1047	1.1394
E15	0.737	1.2460	1.1176	1.1050	1.1842
E16	0.8087	1.1243	1.1452	1.1047	1.1566
E17	0.811	1.2506	1.1614	1.1048	1.1400
E19	0.8763	1.1678	1.1103	1.1053	1.1700
E24	0.8197	1.1247	1.1133	1.1044	1.1294
E27	0.8202	1.0609	1.1725	1.1061	1.2326
E28	0.8069	1.1646	1.1165	1.1049	1.1201
E29	0.8233	1.0603	1.1369	1.1057	1.1908
E31	0.9337	1.2613	1.1408	1.1044	1.1920
E32	0.7364	1.2930	1.1155	1.1043	1.1133
E33	0.8085	1.3834	1.1256	1.1042	1.1895
E34	0.8095	1.1633	1.1354	1.1050	1.1503
E36	0.7747	1.3759	1.1181	1.1044	1.1894
E37	0.9109	1.1750	1.1216	1.1055	1.1421
M1	0.8731	1.3135	1.1454	1.1047	1.1615
M2	0.8736	1.1986	1.1359	1.1055	1.1531
M4	0.8624	1.1418	1.1094	1.1056	1.1068
M5	0.7683	1.2877	1.1310	1.1050	1.1761
M6	0.8367	1.3877	1.1141	1.1049	1.1589
M8	0.7761	1.5474	1.1070	1.1050	1.2356
M9	0.9109	1.2422	1.1111	1.1046	1.2400
M10	0.658	1.2522	1.1274	1.1047	1.1455
M11	0.9596	1.4262	1.1338	1.1047	1.1331

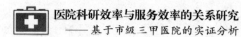
续表

医院	总体效率	职工人数	开放病床数	医院支出	政府投入
M13	0.9963	1.2575	1.1381	1.1051	1.1555
M14	0.9712	1.3627	1.1286	1.1052	1.1571
M15	0.9849	1.3668	1.1095	1.1049	1.1534
M17	0.9102	1.1779	1.1251	1.1053	1.1487
M19	0.8734	1.1977	1.1321	1.1045	1.1955
M20	0.7321	1.1136	1.1138	1.1054	1.1582
M22	0.7678	1.3971	1.1149	1.1044	1.1079
M23	0.8361	1.5315	1.1143	1.1043	1.1689
M26	0.9106	1.2569	1.1362	1.1052	1.1401
M27	0.6568	1.2925	1.1504	1.1051	1.1830
M32	0.9839	1.3669	1.1230	1.1044	1.1836
W1	0.7415	1.0830	1.1431	1.1049	1.2177
W2	0.8325	1.1626	1.1180	1.1052	1.2159
W3	0.946	1.1567	1.1405	1.1055	1.1742
W4	0.866	1.0857	1.1221	1.1047	1.1303
W6	0.9937	1.1672	1.1071	1.1043	1.1678
W7	0.98	1.2743	1.1186	1.1054	1.1498
W9	0.8063	1.4188	1.1094	1.1047	1.2053
W10	0.971	1.2870	1.1355	1.1051	1.2341
W11	0.8728	1.3554	1.1349	1.1053	1.2593
W13	0.7397	1.1605	1.1197	1.1042	1.2043
W15	0.9457	1.1556	1.1063	1.1046	1.1462
W16	0.8651	1.0544	1.1298	1.1043	1.2152
W19	0.9795	1.1599	1.1245	1.1043	1.2168
W22	0.7744	1.2856	1.1549	1.1051	1.2254
W24	0.9586	1.2167	1.1208	1.1049	1.1508
W26	0.9962	1.2414	1.1493	1.1052	1.1052
W27	0.9712	1.4266	1.1108	1.1051	1.1405
W28	0.9848	1.2530	1.1504	1.1043	1.2072
W30	0.9433	1.3386	1.1128	1.1052	1.0976

附表7　DEA 无效市级三甲医院科研投入指标实际值与目标值比值

医院	总体效率	科研经费	科研人员	科研设备
E2	0.9056	1.8768	1.2458	1.1892
E7	0.8009	2.4545	1.2315	1.2474
E8	0.7262	3.3732	1.1304	1.1703
E11	0.858	1.4340	1.2097	1.1829
E12	0.8913	1.7335	1.1888	1.3971
E15	0.8749	2.0504	1.2353	1.1179
E17	0.8176	2.3182	1.1184	1.1085
E19	0.9034	1.7961	1.1346	1.3750
E24	0.8187	1.0563	1.2070	1.2022
E28	0.8568	2.2760	1.2400	1.2833
E29	0.8895	1.9384	1.1852	1.4056
E31	0.9754	1.1434	1.1854	1.4857
E32	0.8806	1.8119	1.2492	1.1648
E33	0.9872	1.2410	1.1051	1.1494
E34	0.8149	1.1047	1.2896	1.1414
E36	0.779	2.7245	1.2035	1.2315
E37	0.7356	1.8817	1.1983	1.1965
M1	0.8744	1.9915	1.2136	1.2254
M2	0.7363	2.6778	1.2075	1.1313
M3	0.8592	2.1455	1.2454	1.1078
M4	0.7686	2.4911	1.1761	1.1543
M5	0.8414	2.2865	1.1373	1.2833
M6	0.8993	1.7444	1.1525	1.2617
M8	0.7786	2.8023	1.1662	1.1416
M9	0.7372	2.6800	1.2099	1.1236
M10	0.6604	3.4384	1.1678	1.1811
M11	0.8266	1.1328	1.2134	1.1949
M13	0.8066	2.2492	1.1600	1.2102
M14	0.7091	3.0778	1.1440	1.1821

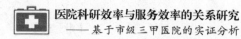

续表

医院	总体效率	科研经费	科研人员	科研设备
M15	0.7984	1.1650	1.1708	1.1871
M17	0.7347	3.1444	1.2508	1.2435
M19	0.7354	2.8398	1.1524	1.1409
M20	0.8606	2.1400	1.1486	1.2110
M22	0.8386	1.2775	1.2007	1.1232
M23	0.9082	1.9918	1.1859	1.1849
M26	0.7356	2.8959	1.2389	1.1685
M27	0.6606	2.8678	1.1967	1.1959
M30	0.8079	2.4283	1.2400	1.1338
M32	0.7956	2.5462	1.2292	1.1450
W1	0.747	2.6305	1.1531	1.1039
W2	0.9453	1.9954	1.2862	1.4954
W3	0.8726	2.0815	1.1756	1.1747
W4	0.8793	2.0012	1.1928	1.2581
W6	0.9491	1.6246	1.2586	1.6237
W7	0.8688	1.3441	1.2557	1.2455
W9	0.8067	2.4435	1.1748	1.1589
W10	0.7111	2.2775	1.2130	1.2322
W11	0.7982	2.5887	1.2420	1.1273
W13	0.7437	1.3159	1.2514	1.2055
W15	0.8675	2.4260	1.1108	1.3000
W16	0.8771	2.0329	1.1095	1.1737
W17	0.9681	3.9501	1.1448	1.1964
W19	0.8702	1.0105	1.1242	1.1080
W22	0.781	2.8249	1.1676	1.2633
W24	0.8274	1.0468	1.1544	1.2520
W26	0.8074	2.5576	1.1448	1.2175
W27	0.7111	2.0705	1.1161	1.1667
W28	0.7993	2.2486	1.2392	1.1961

附表 8 2005—2013 年 100 家市级三甲医院科研效率的 Malmquist 指数平均值

医院	技术效率变化	技术进步变化	纯技术效率变化	规模效率变化	Malmquist 指数
E1	1.0705	0.9056	1.0355	1.0095	0.9466
E2	0.9300	0.9895	0.9807	1.0074	0.9776
E3	1.1576	0.8568	1.0843	0.9876	0.9175
E4	1.1188	0.8437	1.0699	1.1307	1.0207
E5	1.1374	0.8786	1.1240	1.0870	1.0472
E6	1.0922	0.8993	1.0604	1.0917	1.0411
E7	1.1494	0.9009	1.1142	1.0582	1.0622
E8	1.1511	0.8266	1.0893	1.0345	0.9315
E9	1.1764	0.8726	1.1534	1.0669	1.0737
E10	1.1132	0.8470	1.1016	1.0817	1.0093
E11	1.1082	0.9082	1.1058	1.1203	1.1251
E12	1.1641	0.8079	1.1226	1.1731	1.0640
E13	1.0378	0.9790	1.0056	1.0681	1.0515
E14	1.0642	0.9074	1.0313	1.0647	0.9964
E15	1.0907	0.8580	1.0706	1.0399	0.9552
E16	1.0493	0.9453	1.0018	1.0506	0.9949
E17	1.0800	0.9262	1.0777	1.1615	1.1594
E18	1.1872	0.8806	1.1717	1.1531	1.1898
E19	1.1556	0.8363	1.1553	1.1068	1.0693
E20	1.1333	0.8793	1.0741	1.1761	1.1108
E21	1.1475	0.8993	1.0593	1.1589	1.1040
E22	1.0500	0.9744	1.0323	1.0600	1.0663
E23	1.0562	0.9111	1.0182	1.0754	0.9976
E24	1.1315	0.8771	1.0546	1.0851	1.0038
E25	1.0436	0.9347	1.0109	1.0364	0.9793
E26	1.0804	0.9280	1.0677	1.1023	1.0922
E27	1.0792	0.8414	1.0780	1.0950	0.9932
E28	1.1079	0.9372	1.0867	1.0823	1.1023

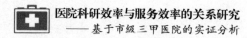

续表

医院	技术效率变化	技术进步变化	纯技术效率变化	规模效率变化	Malmquist指数
E29	1.0375	0.9356	1.0110	1.0518	0.9949
E30	1.1584	0.8810	1.1366	1.0751	1.0765
E31	1.0609	0.8149	1.0289	1.0922	0.9158
E32	1.1498	0.9604	1.0561	1.0473	1.0623
E33	1.0847	0.8034	1.0357	1.1414	0.9497
E34	1.1609	0.8354	1.1321	1.0039	0.9494
E35	1.0332	0.8067	1.0152	1.1277	0.9236
E36	1.0901	0.8111	1.0719	1.1048	0.9606
E37	1.1437	0.8984	1.0435	1.0926	1.0243
W1	1.0984	0.9364	1.0500	1.1023	1.0838
W2	1.0931	1.0326	1.0703	1.0446	1.1545
W3	1.0874	0.9790	1.0791	1.0537	1.1132
W4	1.0828	1.0122	1.0356	1.0788	1.1308
W5	1.0396	1.0473	1.0151	1.0651	1.1324
W6	1.0987	0.9795	1.0876	1.0204	1.0870
W7	1.0904	0.8568	1.0760	1.1766	1.0847
W8	1.0890	0.9207	1.0731	1.0660	1.0532
W9	1.0897	0.9397	1.0551	1.0518	1.0428
W10	1.0922	0.9069	1.0537	1.0548	1.0080
W11	1.0856	0.9109	1.0619	1.1394	1.1021
W12	1.0981	0.9755	1.0685	1.1443	1.1926
W13	1.0934	0.9602	1.0897	1.0661	1.1155
W14	1.0923	0.9658	1.0756	1.0788	1.1208
W15	1.0918	0.9109	1.0451	1.0577	1.0069
W16	1.0766	0.8095	1.0680	1.1040	0.9544
W17	1.1000	0.8937	1.0814	1.1840	1.1442
W18	1.0947	0.8361	1.0681	1.0563	0.9433
W19	1.0843	0.9202	1.0349	1.0700	1.0190
W20	1.0922	0.8728	1.0816	1.0798	1.0193
W21	1.0759	0.8325	1.0484	1.0790	0.9418

医院	技术效率变化	技术进步变化	纯技术效率变化	规模效率变化	Malmquist指数
W22	1.0943	0.9586	1.0850	1.0585	1.1009
W23	1.0783	0.9106	1.0633	1.0683	1.0344
W24	1.0987	0.8063	1.0800	1.1043	0.9617
W25	1.0622	0.9596	1.0436	1.1849	1.1866
W26	1.0845	0.8239	1.0607	1.0705	0.9356
W27	1.0930	0.9963	1.0719	1.0919	1.1661
W28	1.0902	0.8734	1.0644	1.0914	1.0146
W29	1.0877	0.8651	1.0386	1.0538	0.9469
W30	1.0763	0.9712	1.0340	1.0788	1.0833
M1	1.1420	0.8386	1.0970	1.1391	1.0479
M2	1.0795	0.9091	1.0151	1.0402	0.9600
M3	1.1024	0.8913	1.0565	1.1343	1.0438
M4	1.0745	0.8749	1.0576	1.0993	1.0421
M5	1.0627	0.8187	1.0616	1.0805	0.9391
M6	1.1070	0.9452	1.0185	1.1082	1.0668
M7	1.0995	0.8688	1.0416	1.0395	0.9407
M8	1.1389	0.8606	1.1320	1.0730	1.0453
M9	1.1099	0.9491	1.1025	1.0001	1.0465
M10	1.1069	0.9274	1.0672	1.0667	1.0557
M11	1.0211	0.9675	0.9959	1.0363	0.9986
M12	1.0400	0.9356	1.0165	1.0748	1.0222
M13	1.1193	0.9754	1.0813	1.0273	1.0834
M14	1.1186	0.8592	1.1066	1.0616	1.0094
M15	1.0077	0.9066	1.0016	1.0531	0.9563
M16	1.0690	0.9569	1.0555	1.1353	1.1466
M17	1.0917	0.9835	1.0886	1.0543	1.1287
M18	1.1379	1.0393	1.0634	1.0537	1.1645
M19	1.0565	1.0878	1.0321	1.1287	1.0818
M20	1.1016	0.8702	1.0693	1.1326	1.0539
M21	1.0933	0.9606	1.0745	1.1001	1.1355

续表

医院	技术效率变化	技术进步变化	纯技术效率变化	规模效率变化	Malmquist指数
M22	1.0848	0.8085	1.0672	1.0645	0.9185
M24	1.0965	0.9712	1.0584	1.1065	1.1373
M23	1.0996	0.9506	1.0518	1.0913	1.0912
M25	1.0748	0.8678	1.0619	1.0942	1.0083
M26	1.0811	0.8769	1.0450	1.1391	1.0438
M27	1.0990	0.8962	1.0840	1.1769	1.1433
M28	1.0871	0.9457	1.0660	1.1764	1.1859
M29	1.0955	0.8321	1.0693	1.1876	1.0567
M30	1.0599	0.8731	1.0274	1.0942	0.9815
M31	1.0979	0.9337	1.0559	1.0962	1.0808
M32	1.0997	0.9367	1.0566	1.0620	1.0510
M33	1.0894	0.8736	1.0732	1.1391	1.0679

后 记

　　本书成稿，笔者首先要感谢商学院李虹教授。从选题、拟写提纲、收集素材，到构建数理模型、组成文字、修改论文，整个过程都得到了李虹老师的细心指导和帮助，并且恩师在学术视野、学术生涯规划和研究方法方面的指导也令我受益匪浅。师恩厚重，唯有今后通过更加努力的学习与钻研，在学术和工作上不断取得新的进步和成绩，才不负恩师的期望与厚爱。

　　其次，要特别感谢商学院毛道维老师、张黎明老师、罗利老师、周贵川老师对论文的构思和写作提出的建设性评论和修改意见。

　　再次，要感谢医院管理研究课题小组韩宇老师、杜陵江老师、瞿星老师、姜洁老师等提供论文所需的数据材料，感谢你们一直以来在学术求索的道路上给予我的陪伴与帮助。

　　最后，还要感谢一直默默给予我关心和支持的家人。

　　写作此文的经历也是不断剖析自我的过程，认识到自己所欠缺的方面，并挖掘自己可以努力的方向，但不经历艰难的、朴素的甚至枯燥的旅途，怎能见美景。

　　谨以拙文，献给读者们。

方爱平

2017 年 5 月 2 日于四川大学